Condutas para o diagnóstico e tratamento de

APNEIA OBSTRUTIVA DO SONO

em adultos

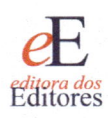

CONDUTAS PARA O DIAGNÓSTICO E TRATAMENTO DE APNEIA OBSTRUTIVA DO SONO EM ADULTOS

Editores:
Eliana Regina Lottenberg Vago
Fernanda Louise Martinho Haddad
Leonardo Ierardi Goulart
Leticia Maria Santoro Franco Azevedo Soster
Stella Marcia Azevedo Tavares

Organizadoras:
Andreia Maria Heins Vaccari
Eliana Regina Lottenberg Vago
Graziele de Paula Jimenes Dias
Stella Marcia Azevedo Tavares

Colaboradores:
Integrantes do Grupo Médico Assistencial do Sono do Hospital Israelita Albert Einstein

Produção editorial, projeto gráfico, diagramação e capa: MKX EDITORIAL

Impresso no Brasil
Printed in Brazil
1ª impressão – 2023

ISBN: 978-85-85162-58-0

Editora dos Editores
São Paulo: Rua Marquês de Itu,408 - sala 104
Centro.
(11) 2538-3117
Rio de Janeiro: Rua Visconde de Pirajá, 547 - sala 1121
Ipanema.
www.editoradoseditores.com.br

Este livro foi criteriosamente selecionado e aprovado por um Editor científico da área em que se inclui. A Editora dos Editores assume o compromisso de delegar a decisão da publicação de seus livros a professores e formadores de opinião com notório saber em suas respectivas áreas de atuação profissional e acadêmica, sem a interferência de seus controladores e gestores, cujo objetivo é lhe entregar o melhor conteúdo para sua formação e atualização profissional.

Desejamos-lhe uma boa leitura!

Dados Internacionais de Catalogação na Publicação (CIP)

Condutas para o diagnóstico e tratamento de apneia obstrutiva do sono em adultos / organizado por Andreia Maria Heins Vaccari...[et al] ; editado por Eliana Regina Lottenberg Vago...[et al]. - São Paulo : Editora dos Editores, 2023.
196 p.

Bibliografia
ISBN 978-85-85162-58-0

1. Apneia   2. Síndromes da apneia do sono - Diagnóstico
3. Síndromes da apneia do sono - Tratamento   4. Distúrbios do sono I. Vaccari, Andreia Maria Heins II. Vago, Eliana Regina Lottenberg.

22-6646   CDD 616.209

Angélica Ilacqua CRB-8/7057

Índices para catálogo sistemático:
1. Apneia

Condutas para o diagnóstico e tratamento de
APNEIA OBSTRUTIVA
DO SONO
em adultos

Organizadoras
Andreia Maria Heins Vaccari
Eliana Regina Lottenberg Vago
Graziele de Paula Jimenes Dias
Stella Marcia Azevedo Tavares

Editores
Eliana Regina Lottenberg Vago
Fernanda Louise Martinho Haddad
Leonardo Ierardi Goulart
Leticia Maria Santoro Franco Azevedo Soster
Stella Marcia Azevedo Tavares

— 2023 —

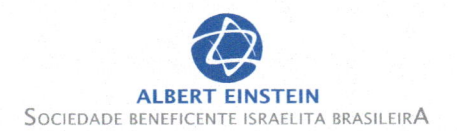

ALBERT EINSTEIN
SOCIEDADE BENEFICENTE ISRAELITA BRASILEIRA

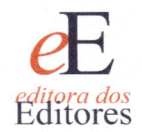

editora dos
Editores

Andreia Maria Heins Vaccari

Possui Graduação em Enfermagem pela Faculdade de Enfermagem do Hospital Israelita Albert Einstein (FEHIAE). Especialista em Enfermagem em Terapia Intensiva. MBA em Gestão da Saúde pelo centro universitário São Camilo. Certificado de Emergency Neurological Life Support (ENLS). Atuou como Enfermeira no Centro de Terapia Intensiva do HIAE. Foi analista de Práticas Assistenciais pelo Programa de Neurologia do HIAE e, atualmente, é analista de Práticas Assistenciais Senior dos Grupos Médicos Assistenciais.

Eliana Regina Lottenberg Vago

Graduada em Odontologia e Especialista em Prótese Dental pela Faculdade de Odontologia de Santo Amaro (OSEC). Mestre em Ciências pelo Programa Neurologia da Universidade Federal de São Paulo (UNIFESP). Certificada pela Associação Brasileira de Odontologia do Sono. Capacitação pelo Departamento de Dor – Área de Odontologia do Sono no Instituto Central do Hospital das Clínicas da Faculdade de Medicina da Universidade de São Paulo (HCFMUSP). Professora do Curso de Pós-Graduação em sono do Hospital Israelita Albert Einstein (HIAE). PG em Gestão de Saúde pelo Instituto de Ensino e Pesquisa do HIAE (IEP-HIAE).

Graziele de Paula Jimenes Dias

Graduação em Enfermagem pela Universidade Anhembi Morumbi. Residência em Enfermagem em Reabilitação pela Universidade de São Paulo (USP). MBA em Gestão da Saúde. Analista de Práticas Assistenciais do Grupo Médico Assistencial do Hospital Israelita Albert Einstein (HIAE).

Stella Marcia Azevedo Tavares

Médica Neurofisiologista Clínica, Responsável pela Área de Polissonografia do Setor de Neurofisiologia Clínica do Hospital Israelita Albert Einstein (HIAE).

Eliana Regina Lottenberg Vago

Graduada em Odontologia e Especialista em Prótese Dental pela Faculdade de Odontologia de Santo Amaro (OSEC). Mestre em Ciências pelo Programa Neurologia da Universidade Federal de São Paulo (UNIFESP). Certificada pela Associação Brasileira de Odontologia do Sono. Capacitação pelo Departamento de Dor – Área de Odontologia do Sono no Instituto Central do Hospital das Clínicas da Faculdade de Medicina da Universidade de São Paulo (HCFMUSP). Professora do Curso de Pós-Graduação em sono do Hospital Israelita Albert Einstein (HIAE). PG em Gestão de Saúde pelo Instituto de Ensino e Pesquisa do HIAE (IEP-HIAE).

Fernanda Louise Martinho Haddad

Médica Otorrinolaringologista com Atuação em Medicina do Sono pela Associação Médica Brasileira (AMB). Professora do Departamento de Otorrinolaringologia e Cirurgia de Cabeça e Pescoço da Universidade Federal de São Paulo (UNIFESP). Coordenadora da Pós-Graduação em Sono do Hospital Israelita Albert Einstein (HIAE).

Leonardo Ierardi Goulart

Médico Neurologista, Neurofisiologista Clínico e Especialista em Medicina do Sono. Mestre em Ciências da Saúde pela Universidade Federal de São Paulo (UNIFESP). Coordenador do GMA do Sono do Hospital Israelita Albert Einstein (HIAE).

Leticia Maria Santoro Franco Azevedo Soster

Neurologista Infantil, Neurofisiologista Clínica e Médica do Sono. Doutora em Ciências pela Faculdade de Medicina da Universidade de São Paulo (HCFMUSP). Neurofisiologista e Coordenadora da Pós-Graduação em Sono do Hospital Israelita Albert Einstein (HIAE). Responsável pelo Serviço de Sono Infantil do Hospital das Clínicas da Faculdade de Medicina da Universidade de São Paulo (HCFMUSP).

Stella Marcia Azevedo Tavares

Médica Neurofisiologista Clínica, Responsável pela Área de Polissonografia do Setor de Neurofisiologia Clínica do Hospital Israelita Albert Einstein (HIAE).

Colaboradores

Ana Carolina Rodrigues Aguillar

Médica Neurologista pelo Hospital de Base de Brasília. Titular da Academia Brasileira de Neurologia. Residência Médica em Medicina do Sono pela Universidade Federal de São Paulo (UNIFESP). Mestre em Psicobiologia do Sono pela UNIFESP.

Ana Paula Ferraz Rosa

Graduada em Fonoaudiologia pela Universidade Metodista de Piracicaba. Pós-Graduada em Motricidade Oral com enfâse em Fonoaudiologia Hospitalar pelas Faculdades Unidas Metropolitanas (FMU). Fonoaudióloga Senior no Hospital Israelita Albert Einstein (HIAE).

Andrea Cecília Toscanini

Médica Clínica. Doutora em Medicina pelo Hospital das Clínicas da Faculdade de Medicina da Universidade de São Paulo (HCFMUSP). Médica do Ambulatório de Sono IPq-HCFMUSP. Presidente do Comitê de Sono da Associação Paulista de Medicina (APM).

Carolina Vicaria D'Aurea Kasabkojian

Fisioterapeuta, graduada pela Universidade Católica de Santos (UNISANTOS - 2005). Especialista nas Áreas de Ortopedia e Traumatologia (Irmandade de Misericórdia da Santa Casa de São Paulo - 2007) e Aparelho Locomotor no Esporte pela Universidade Federal de São Paulo (UNIFESP - 2008), com formação nas áreas de Pilates e Reeducação Postural Global. Mestre na Área de Ciências da Saúde pela UNIFESP – 2013. Doutora na Área de Ciências da Saúde pela Faculdade Israelita de Ciências da Saúde Albert Einstein (FICSAE - 2021). Membro do Corpo Docente da Pós-Graduação em Ortopedia Multiprofissional e da Pós-Graduação em Atividade Física para Prevenção, Tratamento de Doenças e Promoção de Saúde do HIAE. Docente/palestrante da empresa Carevolution – Consultoria em Saúde e Bem-estar.

Daniel Perin

Doutor em Ciências pela Faculdade de Medicina da Universidade de São Paulo (FMUSP). "Leadership in Airway Management" pela Universidade de Chicago (Prizker). Proprietário do Centro de Treinamento em Vias Aéreas (CTVA). Membro da Diretoria da "Society for Airway Management".

Daniel Vaccaro Sumi

Médico Radiologista do Grupo de Cabeça e Pescoço do Hospital Israelita Albert Einstein (HIAE). Colaborador do Instituto do Câncer do Estado de São Paulo.

Denilson Fomin

Doutor em Medicina pela Faculdade de Medicina de Ribeirão Preto-USP (FMRP-USP). Mestre em Otorrinolaringologia pela FMRP-USP.

Dov Charles Goldenberg

Professor Livre docente pela Faculdade de Medicina da Universidade de São Paulo (FMUSP). Ex-Presidente da Associação Brasileira de Cirurgia Craniomaxilofacial. Editor-Chefe da Revista Brasileira de Cirurgia Plástica.

Elcio Roldan Hirai

Médico Otorrinolaringologista do Hospital Israelita Albert Einstein (HIAE). Otorrinolaringologista pela Universidade Federal de São Paulo (UNIFESP).

Evelyn Lucien Brasil

Fisioterapeuta Referência do Serviço de Adaptação de CPAP do Hospital Israelita Albert Einstein (HIAE). Fisioterapeuta do Sono Certificada pela Associação Brasileira de Sono. Coordenadora da Pós-Graduação em Sono do HIAE. Mestre em Ciências da Saúde pelo Departamento de Psicobiologia da Universidade Federal de São Paulo (UNIFESP).

Fernanda Cavicchioli Goldenberg

Ortodontista. Mestre em Ortodontia pela Universidade Metodista de São Paulo. Doutora em Ciências pela da Universidade Federal de São Paulo (UNIFESP). Professora do Curso de Pós-Graduação em Sono do Hospital Israelita Albert Einstein (HIAE).

Gustavo Antonio Moreira

Especialista em Pediatria com Área de Atuação em Medicina do Sono. Doutor em Ciências pela Universidade Federal de São Paulo (UNIFESP). Médico da Clínica de Especialidades Pediátricas do Hospital Israelita Albert Einstein (HIAE).

Hilton Telles Libanori

Colaborador do Grupo Médico Assistencial do Sono do Hospital Israelita Albert Einstein (HIAE). Colaborador do Grupo Médico Assistencial de Obesidade e Síndrome Metabólica do HIAE. Cirurgião do Aparelho Digestivo do HIAE. Cirurgião Bariátrico referenciado do Centro de Prevenção e Tratamento da Obesidade Einstein.

Hugo Luis de Vasconcelos Chambi Tames

Médico Radiologista do Grupo de Cabeça e Pescoço do Hospital Israelita Albert Einstein (HIAE). Médico Radiologista do Grupo de Cabeça e Pescoço do Instituto de Radiologia do Hospital das Clínicas da Faculdade de Medicina da Universidade de São Paulo (InRad-HCFMUSP).

Luci Black Tabacow Hidal

Mestrado em Medicina (Otorrinolaringologia) pela Universidade Federal de São Paulo (UNIFESP). Membro do Corpo Clínico do Hospital Israelita Albert Einstein (HIAE).

Luciane Mello Fujita

Especialista em Pneumologia e Medicina do Sono pela AMB.

Mestre e Doutora em Ciências da Saúde pela Universidade Federal de São Paulo (UNIFESP). Professora do Curso de Pós-Graduação em Sono do HIAE. Médica e Professora do Curso de Pós-Graduação do Instituto do Sono (IS) São Paulo.

Luis Carlos Gregório

Professor Adjunto da Universidade Federal de São Paulo (UNIFESP). Médico Especialista em Medicina do Sono.

Maíra Medeiros Honorato Ferrari

Médica pela Universidade Federal da Paraíba. Neurologista pelo Hospital Santa Marcelina – São Paulo, com Título de Especialista pela Academia Brasileira de Neurologia. Neurofisiologista Clínica pelo Hospital das Clínicas da Faculdade de Medicina da Universidade de São Paulo (HCFMUSP) com Título de Especialista pela Sociedade Brasileira de Neurofisiologia Clínica. Médica do Sono pelo HCFMUSP. Médica do Corpo Clínico do HIAE, do Setor de Polissonografia (Neurofisiologia). Médica do GMA do Sono do Hospital Israelita Albert Einstein (HIAE).

Marcelo Ferreira dos Anjos

Graduação em Medicina pela Universidade Federal de São Paulo (UNIFESP) (2002). Residência Médica em Otorrinolaringologia pela UNIFESP (2006). Título de Especialista em Otorrinolaringologia pela ABORL-CCF (2006). Especialista em Otologia pela UNIFESP (2007). Médico Otorrinolaringologista do Hospital Israelita Albert Einstein (HIAE).

Marcelo Gervilla Gregório

Doutor em Ciências da Saúde pela Faculdade de Medicina da Universidade de São Paulo (FMUSP). Médico do Centro de Endoscopia Respiratória do Hospital Israelita Albert Einstein (HIAE).

Marcia Jacomelli

Doutor em Ciências da Saúde pela Faculdade de Medicina da Universidade de São Paulo (FMUSP). Médica Supervisora do Serviço de Endoscopia Respiratória do Instituto do Coração do Hospital das Clínicas da Faculdade de Medicina da Universidade de São Paulo (InCor-HCFMUSP). Médica Supervisora do Serviço de Endoscopia Respiratória do Hospital Israelita Albert Einstein (HIAE).

Mauricio Kurc

Médico Otorrinolaringologista. Doutor em Medicina pela Faculdade de Medicina da Universidade de São Paulo (FMUSP). Pós-Doutorado no National Institute on Deafness and Other Communication Disorders of National Institutes of Health (NIDCD-NIH), EUA.

Paula Waki Lopes Da Rosa

Colaboradora do Grupo Médico Assistencial do Sono do Hospital Israelita Albert Einstein (HIAE). Colaboradora do Grupo Médico Assistencial de Obesidade e Síndrome Metabólica do HIAE. Endocrinologista Colaboradora do Grupo de Obesidade do Hospital das Clínicas da Faculdade de Medicina da Universidade de São Paulo (HCFMUSP).

Pedro Augusto Magliarelli Filho

Graduação em Medicina e Residência Médica em Otorrinolaringologia pela Faculdade de Medicina da Universidade de São Paulo (FMUSP). Doutorando na Área de Neurofisiologia Relacionada aos Distúrbios Respiratórios Relacionados ao Sono pela FMUSP. Membro do Grupo Médico Assistencial do Sono e Corpo Clínico do Hospital Israelita Albert Einstein (HIAE).

Ralph Silveira Dibbern

Graduação, Especialização e Mestrado em Otorrinolaringologia pela Faculdade de Medicina de Ribeirão Preto da Universidade de São Paulo (FMRP-USP). Títulos de Otorrinolaringologia e Medicina do Sono pela Associação Brasileira de Otorrinolaringologia e Cirurgia Cérvico Facial (ABORL-CCF) e Associação Médica Brasileira (AMB). Médico Assistente do Serviço de Residência de Otorrinolaringologia da Santa Casa de Misericórdia de Limeira. Membro Corpo Clínico do Hospital Israelita Albert Einstein (HIAE).

Regina Lúcia Elia Gomes

Médica Radiologista do Grupo de Cabeça e Pescoço e Gestora de Mentoria do Hospital Israelita Albert Einstein (HIAE). Médica Radiologista do Grupo de Cabeça e Pescoço e Supervisora do Programa de Residência Médica do Instituto de Radiologia do Hospital das Clínicas da Faculdade de Medicina da Universidade de São Paulo (InRad-HCFMUSP).

Rosana Tiepo Arevalo

Fonoaudióloga. MBA em Gestão em Saúde pelo Insper. Mestre em Distúrbios da Comunicação Humana pela Universidade Federal de São Paulo (UNIFESP). Especialista em Voz pelo Conselho Federal de Fonoaudiologia. Especialização em Motricidade Oral pela Universidade de Franca/CEFAC. Coordenadora da Equipe Multiprofissional do Centro de Reabilitação do Hospital Israelita Albert Einstein (HIAE). Coordenadora da Pós-Graduação em Fonoaudiologia Hospitalar do HIAE.

Sâmia Luisa Hilger Dona

Fisioterapeuta Especialista em Fisioterapia Respiratória pela Universidade Federal de São Paulo (UNIFESP).

Sérgio Luis de Miranda

Médico, Cirurgião Dentista. Especialista em CCP e ORL. Doutor pela Escola Paulista de Medicina da Universidade Federal de São Paulo (EPM/UNIFESP) e Chefe de Equipe de Cirurgia Craniofacial do Hospital Israelita Albert Einstein (HIAE).

Sergio Salomão Carui

Chefe do Departamento de Medicina do Sono da Clinical Care. Membro do Corpo Clínico Cirúrgico do Hospital Israelita Albert Einstein (HIAE). Member of American Academy of Sleep Medicine. Member of International Surgical Sleep Society.

Silvia Gonçalves Conway

Psicóloga Clínica pela Universidade de São Paulo (SP). Mestre em Ciências pela Universidade Federal de São Paulo (UNIFESP). Especialista em Estresse e Transtorno de Estresse Pós-Traumático. Psicóloga do Sono certificada pela Associação Brasileira do Sono (ABS) e Sociedade Brasileira de Psicologia (SBP). Psicóloga Clínica Voluntária no Ambulatório do Sono do Instituto de Psiquiatria da Universidade de São Paulo (IPq-USP). Membro da Diretoria Executiva da ABS e Representante do Conselho de Psicologia do Sono no Comitê Interdisciplinar da ABS. Sócia Fundadora da AkasA – Formação & Conhecimento.

Simão Augusto Lottenberg

Colaborador do Grupo Médico Assistencial do Sono do Hospital Israelita Albert Einstein (HIAE). Presidente do Grupo Médico Assistencial de Obesidade e Síndrome Metabólica do HIAE. Médico Assistente do Grupo de Diabetes do Hospital das Clínicas da Faculdade de Medicina da Universidade de São Paulo (HCFMUSP). Médico Fundador da Liga de Diabetes do HCFMUSP.

Apresentação

Fazemos parte de uma instituição que tem como preceitos (e tradição) a excelência de qualidade na assistência e geração de conhecimento na área da saúde. Há alguns anos, foi implementado no Hospital Israelita Albert Einstein (HIAE) o conceito de "Grupo Médico Assistencial" (GMA) que é o conjunto de profissionais da área da saúde responsável pelos processos e ações para melhorar a qualidade e segurança da assistência ao paciente, e também desenvolver o ensino e a pesquisa, em sua área de expertise. Dentro desse escopo, surgiu o GMA de medicina do sono composto por especialistas de diversas áreas médicas (cardiologia, clinica medica, endocrinologia, neurologia, neuropediatria, neurofisiologia clínica, otorrinolaringologia, pediatria, pneumologia, psiquiatria, radiologia) e não médicas (fisioterapia, fonoaudiologia, psicologia, nutrição) atuantes na medicina do sono. Ao longo dos últimos anos esse grupo dedicou-se a estabelecer normas de condutas e protocolos institucionais relacionados a medicina do sono como, por exemplo: critérios de indicação de polissonografia intra-hospitalar (pacientes internados), protocolo e serviço de adaptação ao tratamento dos transtornos respiratórios do sono com dispositivo de pressão positiva (para pacientes internados e ambulatoriais), protocolo para tratamento com fonoterapia para ronco e apneia do sono, assistência a diversos setores institucionais na implantação de rotinas para abordagem em medicina do sono (por exemplo checkup e UTI), disseminação de conhecimento através de fóruns e campanhas internas e externas de conscientização sobre as doenças do sono. Das atividades deste grupo, foi criada a Pós-Graduação *Lato Sensu* em Sono, que já se estabeleceu no calendário científico brasileiro como um curso multidisciplinar reconhecidamente de excelência científica, e que tem recebido profissionais de todo o Brasil.

Ao longo dos debates em nossas reuniões mensais, o "grupo do sono" do HIAE, considerou oportuno compilar o conhecimento resultante dessas experiências institucionais, bem como da experiência individual de nossos especialistas e documenta-lo em uma forma de guia ou manual de condutas ao mesmo tempo completo, prático e acessível a equipe multidisciplinar envolvida nos cuidados aos pacientes com transtornos respiratórios do sono, em especial, a síndrome da apneia do sono do tipo obstrutiva em adultos (SASO). A SASO é uma questão de saúde pública extremamente relevante devido a sua alta prevalência associada impacto sistêmico, estando relacionada a diversas condições cardiovasculares, doença cerebrovascular, síndrome metabólica, dentre outras.

Esperamos que esse material, resultado do esforço em conjunto dos integrantes do GMA de Sono, seja um endosso ao constante compromisso social e científico desempenhado pelo HIAE.

Leonardo Ierardi Goulart
Coordenador do GMA do Sono
do Hospital Israelita Albert Einstein

Prefácio

Segundo a Organização Mundial da Saúde (OMS), cerca de 40% da população mundial sofre com algum tipo de distúrbio do sono, entre eles a apneia obstrutiva do sono, caracterizada por pausas respiratórias recorrentes enquanto a pessoa dorme. Cansaço, sonolência diurna e disfunções cognitivas que impactam negativamente as atividades cotidianas são algumas consequências desse distúrbio que também pode aumentar o risco ou agravar doenças cardiovasculares, cerebrovasculares e metabólicas. Um estudo epidemiológico (EPISONO) mostrou que na cidade de São Paulo mais de 30% da população sofre com a apneia obstrutiva do sono, com prejuízos para a sua saúde e qualidade de vida.

Dados como esses mostram a importância de dedicar atenção ao tema e de ter profissionais preparados para cuidar de pacientes com esse distúrbio. "Condutas para diagnóstico e tratamento de apneia do sono em adultos" traz uma contribuição valiosa nesse sentido: o conhecimento acumulado ao longo de anos pelo Grupo Médico Assistencial (GMA) do Sono do Hospital Israelita Albert Einstein.

Os GMAs – um projeto inovador, cuja implantação tive a honra de liderar ainda como vice-presidente do Einstein, em 2011 –, são coletivos colaborativos particularmente férteis para semear conhecimentos, pois reúnem médicos de várias especialidades e outros profissionais que se debruçam sobre determinados temas, neste caso o sono, somando suas expertises e experiências para o aprimoramento da prática assistencial, estabelecimento de protocolos baseados em evidências científicas e busca constante de caminhos inovadores para proporcionar aos pacientes o melhor cuidado, com os melhores desfechos.

O time envolvido na criação deste livro – editores, organizadores e autores – conseguiu o feito de produzir uma obra extremamente abrangente, com conteúdos consistentes e atualizados. Depois da apresentação de conceitos básicos, os capítulos seguintes nos levam a um mergulho nos recursos diagnósticos. Além da polissonografia, considerada o padrão-ouro para diagnóstico da apneia obstrutiva do sono (mas ainda não acessível a muitos pacientes), os autores nos trazem um panorama detalhado sobre outros exames e recursos diagnósticos. As mesmas amplitude e profundidade se repetem nos capítulos que abordam os caminhos de tratamento, os recursos atualmente disponíveis e novas abordagens promissoras, como a neuroestimulação do nervo hipoglosso.

Pela riqueza de seu conteúdo e pela forma como foi estruturado, como um guia prático, esta é uma obra fundamental para todos os envolvidos no atendimento de pacientes que apresentem distúrbios relacionados ao sono, em particular a apneia do sono. Afinal, num cenário em que esses problemas se configuram como uma questão de saúde pública, impactando a vida de milhões de pessoas, o que elas mais precisam é de profissionais atualizados e bem-preparados para ajudá-las a reconquistar o sono tranquilo e reparador que faz com que o "boa noite", essa expressão tão frequente no cumprimento social, torne-se também uma frequente realidade. Elaborado por 35 experts em sono, este livro certamente aportará conhecimentos importantes para os profissionais interessados no tema e empenhados proporcionar o melhor cuidado aos seus pacientes para que eles tenham as tão desejadas boas noites.

Dr. Sidney Klajner
Presidente do Hospital Israelita Albert Einstein

Sumário

1

Sono normal

Maíra Medeiros Honorato Ferrari
Leticia Maria Santoro Franco Azevedo Soster
Leonardo Ierardi Goulart
Gustavo Antonio Moreira
Pedro Augusto Magliarelli Filho

QUESTIONAMENTOS NORTEADORES

- Quais são as principais características do sono?
- Como funcionam os ciclos do sono?
- Quais as relações existentes entre os ciclos do sono e a saúde?
- Como funciona a fisiologia da respiração durante o sono?

Introdução

O conceito de sono envolve várias dimensões, e pode ser definido sob diversos pontos de vista: biológico, comportamental e até filosófico. Na definição de Carskadon e Dement,[1] o sono é descrito como um estado comportamental recorrente e reversível de desconexão (com o ambiente) e redução da resposta aos estímulos ambientais. Outro aspecto fundamental relacionado ao conceito de sono é que ele não pode ser definido sem o seu estado complementar, a vigília.

PRINCIPAIS ASPECTOS DO SONO

CONCEITO

A alternância periódica entre os estados de sono e vigília é conhecida como ciclo sono-vigília e a periodicidade como ritmo circadiano, por ciclar a cada cerca de um dia.

Acredita-se que o sono tenha várias funções neurais, como promover as bases para mudanças na conectividade encefálica dentre outros mecanismos regulatórios cerebrais.[2] Além disso, com base na experiência relacionada à privação de sono (parcial ou total, mesmo que por uma noite apenas), o sono ajuda a promover modulação do humor e cognição, bem como a manter a homeostase fisiológica e capacidade adaptativa geral (celular, sistêmica e comportamental).

Existem três processos básicos que regulam o sono, como apresentado no Quadro 1.1.

Quadro 1.1. Processos de regulação do sono

Processo homeostático (Processo S)	Diz respeito ao aumento da propensão ao sono ao longo do tempo de vigília e a redução dessa propensão durante o sono
Processo circadiano (Processo C)	Repete-se com periodicidade aproximada de um dia e atua de forma independente, determinando a alternância entre períodos de alta e baixa propensão ao sono
Processo ultradiano	Representa as várias repetições dentro do período de um dia; ocorre, inclusive, durante o episódio de sono e, nesse momento, se traduz pela alternância entre dois estados básicos do sono, não-REM e REM

Fonte: Achermann P and Borbély AA (1992) Combining various models of sleep regulation. J Sleep Res 1:144-147. / Sleep Homeostasis and Models of Sleep Regulation - Alexander A. Borb and Peter Achermann J Biol Rhythms 1999 14: 559

LEMBRAR

Cada um dos processos de regulação do sono é controlado por redes neuronais específicas, cuja topografia e substrato neuroquímico é parcialmente conhecido.

A dinâmica entre esses processos pode ser resumida considerando uma inibição mútua entre as redes neuronais relacionadas ao sono e a aquelas relacionadas a vigília, de forma que quando o circuito relacionado ao sono está ativo, inibe os circuitos da vigília e, quando a vigília está ativa os circuitos que a mantém também inibem os circuitos do sono. Teoricamente, tanto os neurônios promotores da vigília, como os promotores de sono, têm a capacidade de inibição mútua, sendo esse mecanismo denominado *flip-flop*.

Essa dinâmica é regulada pelo processo circadiano que tem papel temporizador (influenciado por cicladores celulares e pistas ambientais) e por neurônios hipocretinérgicos hipotalâmicos que estabilizam essa alternância consolidando sono e vigília.[3]

Os níveis de adenosina no prosencéfalo basal aumentam progressivamente durante a atividade cortical da vigília. O núcleo supraquiasmático tem a luz como principal sincronizador externo/ambiental do ciclo sono-vigília (claro-escuro). A produção de melatonina pela glândula pineal ocorre a cada 24 horas e é modulada pela luminosidade, sendo seu pico máximo de secreção no início da noite. Nesse período, a temperatura corporal diminui e muitos processos metabólicos são modificados em favor do sono, como redução da produção de cortisol (Figura 1.1).

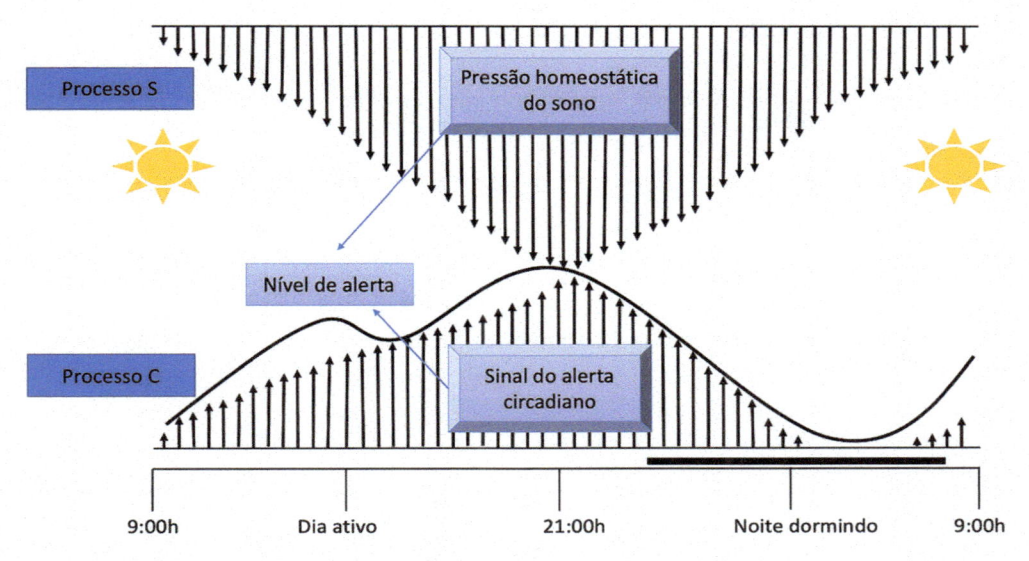

Figura 1.1. Processos de regulação do ciclo sono vigília.

Fonte: Adaptado de: Kryger MH, Roth T, Dement WC, eds. Principles and Practices of Sleep Medicine. Philadelphia, PA: WB Saunders; 2005.

LEMBRAR

A organização e regulação do sono e vigília são processos fisiológicos complexos e, sobretudo, ativos que envolvem a interação de diversos componentes do sistema nervoso central.

Os estados, sono e vigília, são caracterizados por um padrão fisiológico sistêmico voltado para funcionalidades específicas, ou seja, existe um padrão diferenciado de funcionamento dos diversos sistemas durante o sono. As atividades dos sistemas nervoso, respiratório, cardiovascular, gastrintestinal, geniturinário, imunológico e endócrino apresentam modificações entre o sono e a vigília, além de sofrerem impacto relacionado a disfunções do sono.

ATENÇÃO

O estado de sono não é apenas a ausência de vigília e vice-versa. Existem muitas redes neurais altamente complexas e processos relacionados que controlam ativamente os três estados distintos de vigília, sono NREM e sono REM.

O sono é dividido, com base no comportamento e em critérios fisiológicos, em dois estados:

- Sono não REM (NREM): subdividido em três estágios (N1, N2, N3), de acordo com as modificações na atividade elétrica cerebral, vistas pelo eletroencefalograma (EEG).
- Sono de movimentos rápidos dos olhos (REM): caracterizado por movimentos rápidos dos olhos, atonia muscular e EEG dessincronizado.

Uma variedade de mudanças fisiológicas significativas ocorre em todos os sistemas e órgãos do corpo durante o sono como resultado de alterações funcionais nos sistemas nervosos autônomo e somático. A fisiologia respiratória durante o sono está detalhada a seguir, mas o Quadro 1.2 resume a fisiologia da vigília e fases do sono.

Quadro 1.2. Resumo das características fisiológicas das fases de sono

Estágios	Características fisiológicas
Vigília	Projeções ascendentes originadas em neurônios do núcleo reticular, bem como vias hipotalâmicas. Esses neurônios excitatórios transmitem a entrada sensorial para o tálamo, hipotálamo e prosencéfalo basal
Sono NREM	Período com atividade cerebral relativamente baixa com capacidade regulatória do cérebro ativa e movimentos do corpo preservados
Sono REM	Ativação dos neurônios "REM-*on*" do núcleo sublaterodorsal da ponte. Projeções ascendentes do núcleo sublaterodorsal para o hipotálamo e prosencéfalo basal determinam as fases oníricas do sono REM, com dessincronização da atividade elétrica cerebral e atonia muscular esquelética

Vigília

CONCEITO

A vigília é promovida por projeções ascendentes que se originam em neurônios localizados no tronco cerebral (núcleo reticular), bem como vias hipotalâmicas. Esses neurônios amplamente excitatórios transmitem a entrada sensorial para o tálamo, hipotálamo e prosencéfalo basal e ativam vastas áreas do córtex cerebral para manter a vigília.

Vários neurotransmissores e neuropeptídeos modulam ativamente e influenciam a promoção da vigília. Estes incluem acetilcolina (aumentada na vigília e no sono REM) e uma série de neurotransmissores aminérgicos (aumentados na vigília e muito baixos no sono REM), incluindo histamina, dopamina, serotonina e noradrenalina.

Embora a atividade coordenada entre esses sistemas de excitação seja necessária para manutenção da vigília completa e sustentada, cada via aminérgica pode mediar diferentes funções da vigília.

Por exemplo, a histamina parece ser o principal neurotransmissor promotor da excitação no início da vigília. A noradrenalina aumenta a ativação cortical, particularmente sob condições de estresse e na presença de novos estímulos; e a dopamina tem maior probabilidade de promover a vigília sob condições de motivação ou atividade física.

Neurônios no hipotálamo lateral ou posterior que produzem hipocretina (também chamado de orexina) também estão ativos durante a vigília. A função hipocretina/orexina também parece estar relacionada ao controle de comportamentos alimentares, locomoção e funções autonômicas.

Sono não-REM

CONCEITO

O sono NREM pode ser visto como um período de atividade cerebral relativamente baixa durante o qual a capacidade regulatória do cérebro continua ativa e os movimentos do corpo são preservados.

Evidências recentes sugerem que o cérebro adormecido ainda é capaz de processar informações externas e avaliar sua relevância durante essa fase do sono. A respiração e os parâmetros cardiovasculares são mantidos no sono NREM.

Sono do estágio 1 (N1)

Ocorre na transição sono-vigília e é considerado estágio transicional, correspondendo a aproximadamente até 5-8% da noite de sono. Lembrança de imagens visuais fragmentadas (alucinações hipnogógicas) e breves contrações musculares involuntárias podem ocorrer, sendo considerados fenômenos normais na maioria dos casos.

O limiar mais baixo de excitação (o período durante o qual é mais fácil despertar) está neste estágio do sono.

TÉCNICA

No EEG, observa-se alentecimento dos ritmos de base e fragmentação do ritmo dominante posterior.

Sono de estágio 2 (N2)

É geralmente considerado o início do sono "verdadeiro". É caracterizado, comportamentalmente, por menor responsividade aos estímulos do meio. O N2 corresponde aproximadamente metade da noite de sono, 45-55%.

> **TÉCNICA**
>
> No EEG, é caracterizado pelo maior alentecimento dos ritmos de base, além de fusos do sono e picos de ondas lentas de alta amplitude, chamados complexos K.

Sono de estágio 3 (N3)

Também é conhecido como sono "profundo", sono de ondas lentas ou sono delta. Parece ser a forma mais restauradora do sono e é relativamente preservado quando ocorre privação de sono. Esse estágio do sono é dominado por ondas delta. A respiração é mais lenta e regular durante N3 e a atividade parassimpática é alta. O limiar de excitação é mais alto (período no qual é mais difícil despertar). O período N3 corresponde aproximadamente 15-25% da noite de sono.

> **TÉCNICA**
>
> No EEG, observa-se maior quantidade de ondas lentas na faixa delta, por mais do que 20% do total de tempo de cada unidade de análise (que é de 30 segundos).

Sono REM

O sono REM é caracterizado pela atividade cortical dessincronizada (EEG de baixa voltagem e frequência mista) e taxa metabólica cerebral mais elevada, sonhos, ausência de tônus muscular esquelético (exceto para diafragma, ouvido médio e músculos eréteis), falta de termorregulação normal e surtos episódicos de movimentos oculares fásicos, que são a marca registrada do sono REM (do inglês, *Rapid Eye Movement*, ou movimento rápido dos olhos).

> **ATENÇÃO**
>
> Alterações associadas ao sono REM em parâmetros autonômicos (aumento do tônus simpático) e mudanças no controle da respiração não resultam apenas em respiração irregular e alterações na frequência cardíaca, mas também costuma aumentar a gravidade dos distúrbios respiratórios do sono durante esse estágio.

O primeiro período de sono REM ocorre cerca de 70 a 100 minutos após o início do sono (latência de início do sono REM) e dura cerca de 5 minutos. O sono REM corresponde aproximadamente 20-25% da noite de sono.

A transição do sono não-REM para o sono REM ocorre no núcleo sublaterodorsal da ponte, que contém neurônios promotores do sono REM, chamados REM-*on*. Esses neurônios, quando sob inibição gabaérgica através dos interneurônios do mesencéfalo inferior (neurônios REM-*off*), são bloqueados durante o sono não-REM. As fases oníricas do sono REM são promovidas pelas projeções ascendentes que o núcleo sublaterodorsal envia para o hipotálamo e para o prosencéfalo basal.

Desses mesmos núcleos partem projeções descendentes para o tronco cerebral e sistemas inibitórios espinhais que hiperpolarizam os neurônios motores, causando a atonia muscular, o que impede a movimentação durante os sonhos.

CICLOS DE SONO

Os sonos NREM e REM se alternam ao longo da noite em ciclos (ciclos ultradianos ou ritmo) de cerca de 90 a 110 minutos. Este padrão típico do sono noturno é ilustrado em um hipnograma (Figura 1.2).

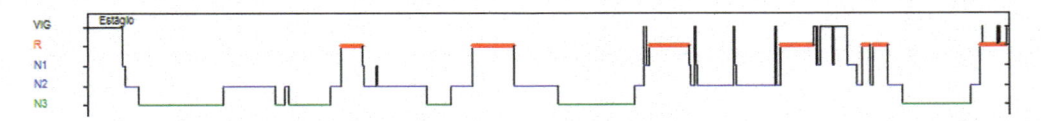

Figura 1.2. Hipnograma (fases do sono descritas no eixo vertical e tempo durante a noite no eixo horizontal).

Fonte: Acervo laboratório de Polissonografia do Hospital Israelita Albert Einstein.

CONCEITO

Ao longo de cada ciclo de sono (4-6 vezes por noite), ocorrem microdespertares, que consistem em ativações corticais transitórias durando de 3 a 15 segundos, com retorno a atividade elétrica cerebral de sono. O microdespertar é um marcador do fenômeno do despertar e modula a reversibilidade do sono em vários níveis e intensidades.

A quantidade (frequência) de microdespertares esperada em uma noite de sono normal é de até 10/hora. Um aumento desse índice pode representar uma vulnerabilidade ou instabilidade da arquitetura do sono.

LEMBRAR

Existem diferentes fenótipos no que diz respeito ao limiar de despertar.

CONCEITO

Arquitetura do sono refere-se à progressão e continuidade do sono através dos ciclos de sono em uma determinada noite, que geralmente ocorrem da seguinte maneira:

- O sono é iniciado pelo sono NREM;

- Ciclos de sono se alternam repetidamente durante a noite de sono; sono de ondas lentas predomina na primeira metade da noite, enquanto que o sono REM predomina na segunda metade da noite;

- O sono REM ocorre em quatro a seis vezes a cada noite com episódios geralmente tornando-se mais longos (de maior duração) conforme o período de sono progride.

O início do sono não é um evento isolado. A identificação do exato momento de transição da vigília para o sono é difícil tanto do ponto de vista comportamental quanto fisiológico.

Para fins práticos, o início do sono pode ser correlacionado a algumas mudanças comportamentais e fisiológicas que ocorrem nesse período. Esses comportamentos tipicamente associados ao sono incluem, mas não estão limitados a: fechar os olhos, mudança postural e repouso comportamental. Além disso, há modulação da capacidade de resposta auditiva e estímulos visuais, diminuição na capacidade de desempenho de simples tarefas, e alterações na memória de eventos ocorrendo em vários momentos antes do início do sono.

O Sono REM parece estar envolvido em funções cognitivas vitais, como a consolidação da memória, e também ser um integrante componente do crescimento e desenvolvimento do sistema nervoso central. Estudos recentes indicam que quantidades de ambos os estágios do sono são necessárias para o aprendizado ideal.

LEMBRAR

A liberação de hormônio do crescimento durante o sono de ondas lentas claramente liga o sono à regulação do crescimento somático, bem como a muitas outras funções neuroendócrinas.

O sono também pode refletir funcionalmente uma necessidade neurobiológica de limitar o tempo acordado, protegendo assim o indivíduo, especialmente o organismo em desenvolvimento, de ser bombardeado por informação e estimulação ambiental que não podem ser processadas de forma adequada.

ATENÇÃO

Estudos têm claramente demonstrado que "cochilo" não é um substituto para o sono e, além disso, que os agentes promotores da vigília (por exemplo, psicoestimulantes, como a cafeína) usados para combater a sonolência induzida por sono insuficiente, não restauram os benefícios fisiológicos do próprio sono.

O SONO AO LONGO DA VIDA

O sono é um componente importante para a saúde e bem-estar ao longo da vida. Junto com outras alterações fisiológicas do envelhecimento normal, os padrões e as características do sono mudam com o avançar da idade, isso independe de outros fatores, incluindo comorbidade médica e medicamentos.

A arquitetura do sono muda significativamente nas duas primeiras décadas de vida. Além disso, padrões e comportamentos de sono também evoluem e são modificados ao longo do tempo por fatores intrínsecos e extrínsecos.

Em geral, da vida infantil à adulta, o tempo total de sono (TTS) diminui com a idade. Comparando o TTS de jovens adultos, meia-idade e idosos, percebemos duração média do sono noturno significativamente menor, respectivamente: 10,5 horas; 9,1 horas e 8,1 horas.[4]

LEMBRAR

A idade está linearmente associada com a diminuição do TTS, sendo observada uma redução de aproximadamente 10 a 12 minutos por década de vida na população adulta, notando-se também uma tendência a estabilização dessa curva após os 60 anos de idade.[5]

A latência do sono, ou seja, o tempo para iniciar o sono, assim como a capacidade de voltar a dormir após um despertar no período noturno parecem demonstrar aumentos mínimos após a idade de 60 anos. Apesar desse aumento ser modesto, quando consideramos a latência para início do sono ao longo da vida, podemos observar: aumento entre o final da adolescência e os 20 anos, uma constância dos 30 aos 50 anos, com posterior aumento após 50 anos de idade.

O envelhecimento desde o nascimento até a idade adulta está associado com uma diminuição da capacidade de manter o sono, o que representa um aumento do número de despertares e maior duração do tempo de vigília após início do sono, culminando com aumento de 10 minutos nesse tempo dos 30 aos 60 anos. Semelhante ao observado com a latência do sono, esses achados tendem a estabilizar após 60 anos de idade.

Considerando que a eficiência do sono é medida através da divisão do tempo de sono pelo tempo de registro (ou tempo de cama), é esperado que ocorra declínio da eficiência do sono na idade adulta; e, diferente de outros parâmetros do sono, esse declínio se mantém com o avançar da idade.

Em relação à distribuição dos estágios de sono, com o envelhecimento observa-se redução do sono de ondas lentas. No decorrer do sono noturno, a proporção dos estágios N1 e N2 aumentam com a idade, e a proporção do sono de ondas lentas e do sono REM diminuem com a idade (Figura 1.3).[4]

Diversas alterações, relacionados aos processos homeostático e circadiano do sono também estão presentes com o envelhecimento. Adultos mais velhos cochilam com mais frequência do que adultos jovens e em horários diferentes: enquanto os adultos jovens no período da tarde, os idosos cochilam mais frequentemente no início da noite.[6]

ATENÇÃO

Com o envelhecimento, os ritmos circadianos tornam-se menos robustos, normalmente se apresentam como um avanço no tempo circadiano, uma diminuição na amplitude circadiana, e uma capacidade reduzida de ajustar a mudança de fase. Essas alterações podem estar associadas a um declínio na função do núcleo supraquiasmático, o marcapasso circadiano endógeno central que regula os ritmos circadianos de 24 horas.

A despeito dessas alterações fisiológicas, até 50% a 60% dos adultos mais velhos referem má qualidade do sono, que são geralmente multifatoriais e não necessariamente explicadas pelas alterações da idade por si. Comorbidades médicas e psiquiátricas, distúrbios primários do sono e mudanças no envolvimento social, estilo de vida e meio ambiente comumente acompanham o envelhecimento e são fatores que contribuem para os distúrbios do sono em idosos.[6]

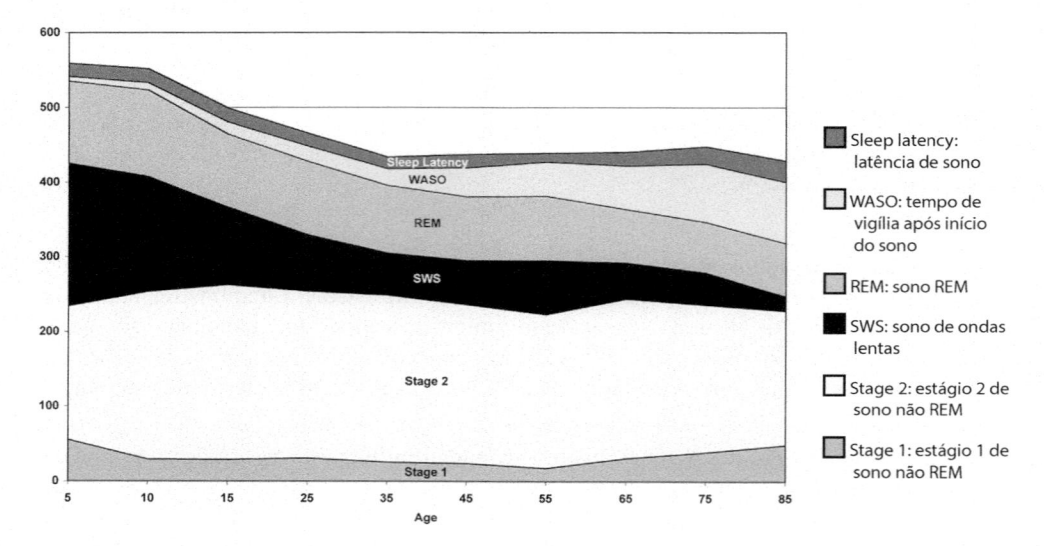

Figura 1.3. Mudanças na arquitetura do sono relacionadas à idade.

Fonte: Ohayon MM, Carskadon MA, Guilleminault C, et al. Meta-analysis of quantitative sleep parameters from childhood to old age in healthy individuals: developing normative sleep values across the human lifespan. Sleep 2004;27(7):1255-73.

Existem mudanças normais na arquitetura do sono ao longo da vida. No entanto, os distúrbios do sono não são parte inerente do processo de envelhecimento.

LEMBRAR

Devido ao envelhecimento estar associado a uma prevalência aumentada de comorbidades, polifarmácia e fatores psicossociais, essas queixas necessitam de uma abordagem multifacetada.

FISIOLOGIA RESPIRATÓRIA DURANTE O SONO

Controle central da respiração

A função principal da respiração é a troca gasosa, suprindo o organismo com oxigênio, removendo o dióxido de carbono e ajudando a manter o equilíbrio ácido-básico. Para isso, existe um sistema complexo composto por um *hardware* (fossas nasais, cavidade oral, faringe, laringe, traqueias, brônquios, pulmões, sistemas musculares como diafragma, musculatura dilatadora da faringe, intercostal e outros, além redes neuronais, quimio e baroreceptores) e um *software* que integra e coordena esse sistema.

> ### LEMBRAR
>
> Durante o estado de vigília a respiração é coordenada tanto de modo autônomo, por vias complexas e alças de feedback, como pela influência da volição (controle consciente). Durante o sono, perde-se esse mecanismo compensatório volitivo reduzindo-se assim a capacidade de ajuste ventilatório a situações adversas.

Com relação ao controle neural da respiração existem, no bulbo, dois grupos de neurônios cruciais: grupo respiratório dorsal (GRD) e grupo respiratório ventral (GRV).

O GRD contém, predominantemente, neurônios relacionados a atividade inspiratória e está localizado no núcleo do trato solitário, região onde chegam as aferências vagais com informações dos pulmões, dos quimiorreceptores centrais (sensíveis a pH), carotídeos (sensíveis a pH, PaO_2 e $PaCO_2$) e mecanorreceptores (sensíveis a distensão/irritação nas vias aéreas e pulmões).

O GRV é composto por neurônios relacionados tanto a inspiração, quanto a expiração e engloba uma região mais extensa (desde o núcleo facial, até o primeiro segmento cervical da medula) incluindo o núcleo ambíguo, o complexo de Botzinger (neurônios expiratórios), o complexo pré-Botzinger (neurônios inspiratórios) dentre outros.

Neurônios do GRD e GRV são projetados para neurônios motores espinhais que inervam a musculatura da bomba ventilatória. Na mesma região do GRV, existem ainda projeções de neurônios motores cranianos que inervam músculos da laringe e faringe, mas são modulados por diferentes neurônios pré-motores daqueles relacionados a bomba ventilatória, uma vez que desempenham outras funções como fonação e deglutição. Ainda no bulbo, acima do GRV, está o complexo pré-Botzinger que, com propriedades de marca-passo, coordena o ritmo respiratório.[7]

> ### ATENÇÃO
>
> A expressão da atividade respiratória não se restringe ao GRD, GRV e motoneurônios cranianos que inervam músculos faríngeos e laríngeos. Por exemplo, neurônios pontinos (grupo respiratório pontino – GRP/centro pneumotáxico) que modulam a atividade do centro respiratório bulbar, assim como toda atividade cortical, podem interferir no padrão ventilatório por exemplo na realização de apneia durante um mergulho ou em situação de medo/reação de estresse.[8]

As estruturas e conexões centrais mencionadas até aqui (incluindo GRD, GRV, neurônios pré-motores e motores) são chamadas, em conjunto, de gerador respiratório central (GRC) sendo responsáveis por transferir para a musculatura da bomba ventilatória o "drive" ou tendência respiratória (atividade tônica) e o ritmo (atividade fásica).

O nível de atividade tônica depende das informações oriundas de quimiorreceptores periféricos e centrais, já a atividade fásica inicia-se com atividade no GRD e GRV que na inspiração ativa neurônios motores frênicos e intercostais. Essa atividade inspiratória encerra-se com a influência inibitória do complexo de Botzinger projetando-se para o tronco cerebral e medula.

Por outro lado, o controle do *drive* respiratório para a musculatura faríngea (por exemplo, nervo hipoglosso) não é inibida pela expiração. A atividade tônica nessa região é determinada principalmente pela formação reticular.

Durante o sono, a projeção difusa dos neurônios relacionados a promoção do estado de sono tem impacto nos neurônios do GRC e motoneurônios reduzindo a atividade tônica da via aérea superior e proporcionando vulnerabilidade ao colapso nessa região.[9]

Controle ventilatório

Para que ocorra qualquer mudança adaptativa no padrão respiratório, o centro respiratório reage baseado em três principais fontes de informação:

- Informação química: dos quimiorreceptores que detectam pressão parcial de O_2, de CO_2 e pH.
- Informação mecânica: de receptores nos pulmões e parede torácica.
- Informação comportamental: conexões corticais.

A integração dessas informações permite ajustes respiratórios durante a fala, deglutição e reação de estresse. A pressão parcial de CO_2 ($PaCO_2$), importante *input* regulatório do *drive* respiratório central, é determinada por uma relação hiperbólica entre a produção de CO_2 e a ventilação alveolar (VA). Considerando-se uma produção constante de CO_2 bem como volume de espaço morto, uma redução de 50% na VA dobraria a $PaCO_2$.[10]

Com o início do sono perde-se o controle comportamental e a influência do estímulo da vigília via substância reticular no controle ventilatório e o padrão metabólico (com informações provenientes dos quimio e mecanoreceptores) passa a ser o estímulo ventilatório primário.

Quando a PaO_2 se reduz (< 60 mmHg) impulsos aferentes dos quimiorreceptores nos corpos carotídeos alcançam o gerador respiratório central (núcleo do trato solitário) via nervo vago e glossofaríngeo, estimulando uma resposta de aumento da ventilação. De modo semelhante, o aumento ou redução da $PaCO_2$ acarreta resposta ventilatória relacionada ao estímulo de quimiorreceptores centrais e periféricos.[11] O controle ventilatório tende a manter, portanto, via alça de *feedback* negativo, a $PaCO_2$ (em torno de 40 mmHg) durante a vigília.

CONCEITO

A função da resposta ventilatória em função de determinado distúrbio ventilatório é uma medida da estabilidade ventilatória e é conhecida como *loop gain*.[12] *Loop gain* é um termo utilizado na indústria elétrica para quantificar a estabilidade de um sistema frente a um *feedback* negativo.

Diz-se que o *loop gain* é elevado quando determinado sistema é instável e responde de forma exagerada a um estímulo. Um exemplo desse mecanismo é a redução na ventilação que ocorre durante uma pausa respiratória (distúrbio ventilatório), apneia ou hipopneia, levando a um aumento na $PaCO_2$ que, após um atraso circulatório, é detectado pelos quimiorreceptores e desencadeia uma resposta de aumento transitório no drive respiratório com consequente redução da $PaCO_2$ e retomada da estabilidade.

Em uma situação de alto *loop gain*, observa-se um estado de instabilidade relacionado alta sensibilidade na relação entre a resposta ventilatória e o distúrbio ventilatório. Já um contexto de baixo *loop gain* é característico de um sistema respiratório mais estável.[13]

A resposta ventilatória a hipóxia (RVHO) ou a hipercapnia (RVHC) está relacionada a sensibilidade dos quimiorreceptores que pode variar de acordo com fatores hereditários ou adquiridos (doenças pulmonares, neuromusculares, obesidade, medicamentos, etc). Tanto RVHO quanto RVHC estão diminuídas durante o sono e mais ainda durante o sono REM (Figura 1.4).

A

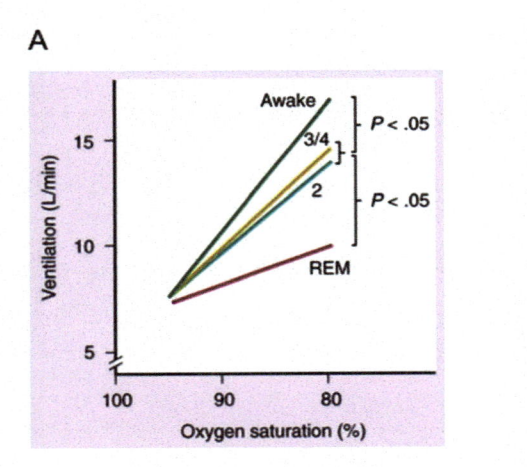

B

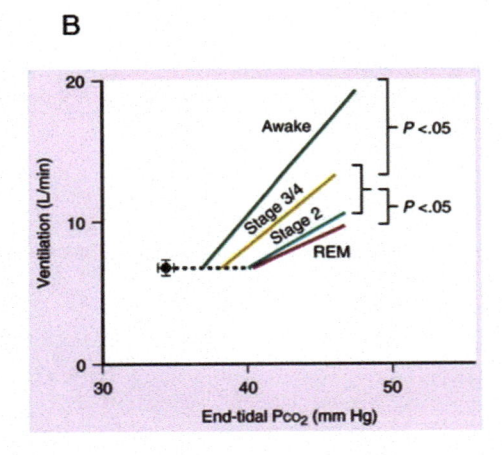

Figura 1.4. A) Resposta ventilatória a hipóxia na vigília e estados do sono. B) Resposta ventilatória a hipercapnia na vigília e estados do sono.

Fonte: Douglas NJ. Respiratory physiology: understanding the control of ventilation. In: Kryger MH, Roth T, Dement WC, editors. Principles and prac- tice of sleep medicine. 5th edition. St Louis (MO): Elsevier Saunders; 2011. p. 250–8.

Assim como a indução do sono acarreta uma redução na resposta ventilatória, o fenômeno de despertar implica em um aumento na ventilação, independentemente do nível de CO_2, aparentemente mais relacionado a uma ativação reflexa do que a uma resposta homeostática. Essa resposta cardiorrespiratória ao despertar é atenuada com o avançar da idade.[14]

> ## LEMBRAR
> Apesar de indesejáveis, a ocorrência do fenômeno de despertar durante o sono (microdespertares ou despertares) representa um mecanismo de proteção contra comprometimento ventilatório ou obstrução da via aérea. Por outro lado, essa hiperativação ventilatória durante o despertar pode contribuir para instabilidade respiratória.

Pacientes que tem um baixo limiar para despertar tem maior risco de instabilidade ventilatória. Um incremento na resistência respiratória ou obstrução aumenta a frequência de microdespertares durante o sono (essa resposta é menos evidente durante o sono N3). Embora ainda não esteja claro o efeito do aumento da resistência nas vias aéreas sobre a ventilação durante o sono, alguns estudos revelaram um aumento progressivo no esforço respiratório em resposta a obstrução das vias aéreas.

VIA AÉREA

A via aérea superior (VAS) é composta pelas fossas nasais, cavidade oral, faringe e laringe. A faringe pode ser subdividida em três porções: nasofaringe, que se inicia nas coanas nasais e vai até o limite superior do palato mole; orofaringe, cujo limite superior é a borda inferior do palato mole e o limite inferior, a borda superior da epiglote; e laringe (Figura 1.5).

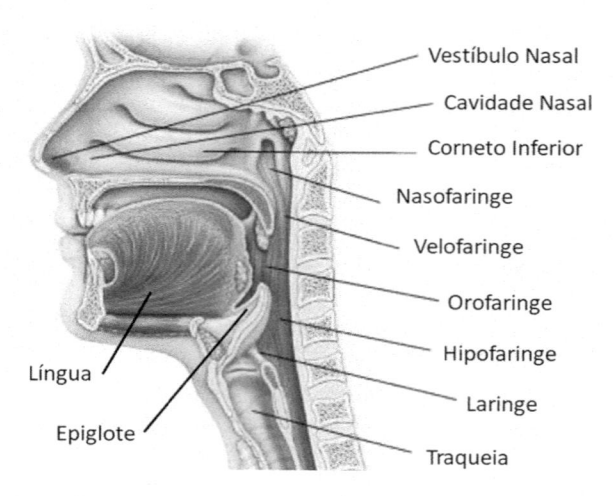

Figura 1.5. Via aérea superior.

Fonte: Adaptado de Grau-Bartual S, Al-Jumaily AM. Prediction of upper airway dryness and optimal continuous positive airway pressure conditions. J Biomech. 2020 Nov 9;112:110037.

A via aérea superior tem papel na fisiologia respiratória, mas também está envolvida nas funções de deglutição e fonação. Em relação à função respiratória, tem importância na condução do ar aos pulmões, aquecimento e umidificação do ar inspirado.

LEMBRAR

A respiração pode ocorrer por via nasal ou oral, porém a respiração nasal é a via fisiológica deste sistema.

As estruturas que compõem a via aérea superior são constituídas de partes moles, como os músculos e tecidos conjuntivos e gordurosos adjacentes; cartilagens, como a do septo nasal, a tireoidiana e epiglote; e ósseas, como o osso nasal, palato duro e osso hioide.

A faringe e laringe não dispõem de suporte ósseo ou cartilaginoso, o que deixa esta porção da via aérea susceptível ao colapso do seu próprio lúmen durante a respiração, especialmente no sono.

As regiões com maior tendência de colapsabilidade situam-se na região de transição entre naso e orofaringe, ou região velopalatina; na orofaringe, mais especificamente na área retrolingual; e em menor proporção na epiglote.[13] A chance da via área colabar depende da diferença entre a pressão intra e extraluminal, ou pressão transmural, a qual gera uma força de sucção que tende a fechar a faringe.[13]

No início da inspiração, a contração diafragmática leva à redução da pressão intraluminal na via aérea superior, que por si só aumenta a chance do colabamento da faringe. Segundo o princípio de Bernoulli, a pressão na parede de um tubo cilíndrico diminui com o aumento do fluxo do conteúdo que passa por este cilindro. Desta forma, quanto maior o fluxo inspiratório de ar, maior será a tendência ao colabamento da faringe.[15]

Para evitar o colabamento da via aérea superior, nos momentos em que ocorre a contração do diafragma e o ar inspirado passa pelas narinas, mecanorreceptores deflagram reflexos neurais, que promovem o estímulo dos motoneurônios do nervo hipoglosso, levando a contração da musculatura dilatadora da faringe. Além disso, a contração do músculo diafragma traciona caudalmente a traqueia e consequentemente as partes moles ao redor da laringe e faringe, diminuindo a pressão extraluminal nestas áreas. Esses mecanismos permitem estabilizar a via aérea impedindo o seu colabamento.

O músculo genioglosso é o dilatador da faringe mais estudado e recebe aferências dos motoneurônios do nervo hipoglosso. A coordenação entre a musculatura torácica e faríngea é regida pelo centro respiratório localizado na ponte e bulbo.[16] Outros músculos também são importantes na patência da via aérea superior, como o elevador do palato, tensor palatino, gênio-hioide e palatofaríngeo.

A dinâmica do fluxo de ar na via aérea superior pode ser explicada pelo modelo físico de Starling para estudo de resistência aos fluidos. De acordo com este modelo, o fluxo aéreo depende da relação entre as pressões gerada pela entrada do ar nas narinas (Pn), a pressão crítica de fechamento da via aérea (Pcrit) e a pressão gerada pela passagem de ar na traqueia (Pt). A Pcrit equivale à pressão transmural na faringe e indica o limiar de pressão capaz de gerar o fechamento da via aérea superior (Figura 1.6).

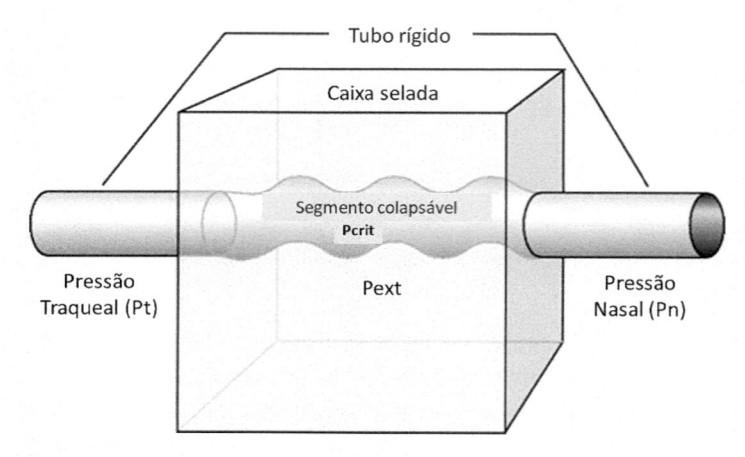

Figura 1.6. **Modelo de resistência de Starling para apneia obstrutiva do sono. Pext: pressão do tecido externo à via aérea faríngea.**

Fonte: Adaptado de Dempsey JA, Veasey SC, Morgan BJ, O'Donnell CP. Pathophysiology of sleep apnea. Physiol Rev. 2010;90(1):47-112.

Quando Pn e Pt são maiores do que Pcrit não há limitação para o fluxo aéreo. Quando Pt é menor do que a Pcrit ocorre obstrução parcial da via aérea superior. Quando Pt e Pn são menores do que a Pcrit, obstrução completa da via aérea ocorre. Diversos fatores podem estar relacionados ao aumento da Pcrit:[17]

1. Redução do volume pulmonar, que diminui a tração inferior da traqueia.
2. Flexão do pescoço.
3. Posição supina.
4. Aumento da tensão superficial ao longo da mucosa da faringe - decorrente de processo infeccioso na via aérea.
5. Obesidade. A via aérea inferior é composta pela traqueia, brônquios, bronquíolos e alvéolos pulmonares que estão localizados na caixa torácica.

A traqueia e brônquios são estruturas não colapsáveis constituídos por anéis cartilaginosos. O papel destas estruturas é de conduzir o ar até os alvéolos pulmonares. É nos alvéolos pulmonares que ocorrem as trocas gasosas, fenômeno conhecido como hematose, na qual o oxigênio é levado aos capilares pulmonares e o gás carbônico é deles extraído. A caixa torácica é constituída pelos arcos costais e musculatura respiratória, que inclui o diafragma e os músculos intercostais.

LEMBRAR

A inspiração inicia-se no instante em que o centro respiratório envia informação neural para a contração diafragmática, criando uma pressão intratorácica negativa. Isso gera um gradiente pressórico em relação à via aérea superior, com consequente fluxo inspiratório.

Os músculos intercostais promovem a expansão do tórax, permitindo o aumento do volume pulmonar. Musculatura respiratória acessória, como escalenos e esternocleidomastóideo podem participar da movimentação torácica em momentos de esforço respiratório ou patologias que requeiram maior trabalho ventilatório.

LEMBRAR

A expiração é um processo passivo, no qual o relaxamento diafragmático e o aumento do volume torácico ao final da expiração aumentam a pressão intratorácica gerando fluxo aéreo expiratório.[18]

A amplitude de expansão pulmonar durante a respiração está relacionada ao grau de complacência do sistema respiratório. A complacência é uma variável relacionada à capacidade da caixa torácica e os pulmões se distenderem, estando diretamente relacionada à elasticidade da caixa torácica. Matematicamente, a complacência (C) é calculada por meio da razão entre variações de volume (ΔV) e pressão (ΔP):[15,19]

$$C = \Delta V / \Delta P$$

Para compreender a fisiologia respiratória, é importante entender os volumes pulmonares, que são a capacidade pulmonar total, capacidade residual funcional, volume de reserva expiratória, volume de reserva inspiratória, volume corrente, volume residual e volume de espaço morto. O volume corrente (VT) é o volume de ar inspirado ou expirado durante uma respiração em repouso. A ventilação minuto é o produto da frequência respiratória pelo volume corrente. É o volume ventilado pelos pulmões em 1 minuto (Figura 1.7).

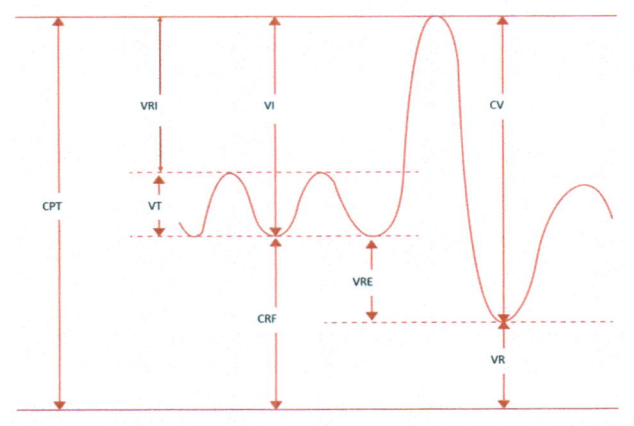

Figura 1.7. Volumes de dinâmica pulmonar. CPT: capacidade pulmonar total, VT: volume corrente, VRI: volume de reserva inspiratória, VI: volume inspiratório, CRF: capacidade residual funcional, VRE: volume de reserva expiratória, VR: volume residual, CV: capacidade vital.

Fonte: Adaptado de Garner JL, Shah PL. Challenges of evaluating lung function as part of cancer care during the COVID-19 pandemic. Eur Respir J. 2020 Aug 1;56(2).

Devido ao espaço morto fisiológico (via área superior, traqueia e brônquios), somente 2/3 do ar inspirado participa efetivamente das trocas gasosas. O volume do espaço morto (VD) corresponde ao volume não utilizado nas trocas gasosas.

Ao final de uma expiração não forçada, a pressão elástica da caixa torácica e dos pulmões estão em equilíbrio e o volume de ar no interior dos pulmões nesta situação é denominada Capacidade Residual Funcional (CRF). Após a expiração forçada, o volume pulmonar aferido será o volume residual (VR) e o volume exalado será o volume de reserva expiratória (VRE). Após a inspiração forçada, o volume pulmonar aferido será a capacidade pulmonar total (CPT) e o volume inspirado será o volume de reserva inspiratória (VRI). Os volumes pulmonares sofrem alterações mesmo em condições fisiológicas.

A posição supina, por exemplo, leva a uma redução da capacidade pulmonar total (CPT) e capacidade residual funcional (CRF) em adultos e crianças. Isso ocorre pois, em posição supina, ocorre aumento da pressão transabdominal, sobre a caixa torácica e maior retorno venoso pulmonar reduzindo a expansão da caixa torácica. O ligeiro aumento do trabalho ventilatório em posição supina pode levar a pequena redução da taxa de ventilação/perfusão.

ATENÇÃO

A redução do volume pulmonar aumenta a pressão na via aérea superior reduzindo a tração caudal do mediastino e traqueia sobre as paredes da faringe, tornando-a mais colapsável. Estas alterações fisiológicas são importantes a se considerar, tendo em vista os transtornos respiratórios do sono.

Em pacientes obesos, independentemente do decúbito, o aumento da pressão abdominal também leva à redução da capacidade residual funcional, porém observa-se uma redução do volume de reserva expiratório por conta da restrição à expansão pulmonar.[13] Quando em posição supina, não se observa uma redução de grande magnitude da capacidade residual funcional e capacidade pulmonar total, como se esperaria, provavelmente por conta de mecanismos adaptativos relacionados à obesidade crônica.[17]

Durante o sono NREM observa-se aumento da resistência da via aérea em cerca de 230%. Este fato é atribuído à redução do tônus muscular na faringe no início do sono.[1] Durante o sono NREM e REM observa-se acentuação da redução da capacidade residual funcional, provavelmente por mudanças do *drive* ventilatório gerado no centro respiratório durante o sono, redução da complacência pulmonar, aumento do retorno venoso na posição supina e hipotonia relativa do músculo diafragma.[13]

Observa-se redução no volume corrente (Vt) entre 6 e 16% durante o sono NREM e 25% durante o sono REM. A frequência respiratória aumenta discretamente, resultando em um padrão ventilatório superficial e levemente mais acelerado. A ventilação minuto, no entanto, diminui devido à redução no volume corrente e este padrão é mais proeminente durante o sono REM do que em NREM.[16] Os efeitos da redução na ventilação minuto combinados com o aumento da resistência da via aérea são capazes de elevar a $PaCO_2$ de 2 a 4 mmHg e reduzir a PaO_2 de 3 a 9 mmHg.[13]

Durante o sono NREM, o fluxo inspiratório médio é semelhante à vigília. No entanto, durante o sono REM o fluxo inspiratório médio diminui e, quando associado à redução do volume minuto e instabilidade respiratória pode levar a uma redução da ventilação alveolar, ocasionando hipoventilação transitória, que poderia ser prejudicial em pacientes com doenças crônicas pulmonares.[13]

PONTOS-CHAVE

- Os principais processos de regulação do ciclo sono-vigília são o homeostático (tendência biológica para o período de sono, depende do tempo de vigília que o antecede) e o circadiano (processo endógeno reforçado por pistas ambientais e que determina o caráter rítmico do sono).
- A respiração é comandada por estruturas integradas do sistema nervoso central.
- A resposta ventilatória depende de estímulos inconscientes/metabólicos (quimio e mecanoreceptores) mas também de estímulos conscientes (volitivos).
- O estado de sono retira o controle consciente da respiração.
- A função respiratória encontra-se normalmente vulnerável durante o sono por maior tendência ao colapso das vias aéreas e por redução da resposta ventilatória a hipóxia e a hipercapnia.
- O sono é um componente importante para a saúde e bem-estar ao longo da vida, portanto deve ser considerando em sua integralidade e de acordo com as faixas etárias.

REFERÊNCIAS

1. Carskadon MA, Dement WC. Normal human sleep: an overview. In: Kryger MH, Roth T, Dement WC, eds. Principles and practice of sleep medicine. 4th ed. Philadelphia, PA: Elsevier Saunders, 2005:13-23.

2. Krueger JM, Frank MG, Wisor JP, Roy S. Sleep function: toward elucidating an enigma. Sleep Med. Rev. 28, 46-54, 2016.

3. Saper CB, Chou TC, Scammell TE. The sleep switch: hypothalamic control of sleep and wakefulness. TRENDS in Neurosciences, Vol. 24, N. 12, 2001,

4. Ohayon MM, Carskadon MA, Guilleminault C, et al. Meta-analysis of quantitative sleep parameters from childhood to old age in healthy individuals: developing normative sleep values across the human lifespan. Sleep 2004;27(7):1255-73.

5. Dorffner G, Vitr M, Anderer P. The effects of aging on sleep architecture in healthy subjects. Adv Exp Med Biol 2015;821:93-100.

6. Li et al. Sleep in Normal Aging. Sleep Med Clin, 2017.

7. Horner RL. Respiratory physiology: central neural control of respiratory neurons and motoneurons during sleep. In: Kryger MH, Roth T, Dement WC, editors. Principles and practice of sleep medicine. 5th edition. St Louis (MO): Elsevier Saunders, 2011. p. 237-49.

8. Sowho M, Amatoury J, Kirkness JP, Patil SP. Sleep and Respiratory Physiology in Adults, Clinics in Chest Medicine. Vol. 35, Issue 3, 2014. p. 469-81.

9. Orem J, Lovering AT, Dunin-Barkowski W, et al. Tonic activity in the respiratory system in wakefulness, NREM and REM sleep. Sleep 2002;25: 488-96.

10. White DP. Pathogenesis of obstructive and central sleep apnea. Am J Respir Crit Care Med 2005; 172:1363-70.

11. Douglas NJ. Respiratory physiology: understanding the control of ventilation. In: Kryger MH, Roth T, Dement WC, editors. Principles and practice of sleep medicine. 5th edition. St Louis (MO): Elsevier Saunders, 2011. p. 250-8.

12. Wellman A, White DP. Central sleep apnea and periodic breathing. In: Kryger MH, Roth T, Dement WC, editors. Principles and practice of sleep medicine. 5th edition. St Louis (MO): Elsevier Saunders, 2011. p. 1140-52.

13. Sowho M, Amatoury J, Kirkness JP, Patil SP. Sleep and respiratory physiology in adults. Vol. 35, Clinics in Chest Medicine. W.B. Saunders, 2014. p. 469-81.

14. Goff EA, O'Driscoll DM, Simonds AK, et al. The cardiovascular response to arousal from sleep decreases with age in healthy adults. Sleep 2008;31:1009-17.

15. Krieger MH. Physiology of Upper and lower airways. In: Kryger MH, Roth T, editor. Principles and practice of sleep medicine. 6th ed. Philadelphia, PA: Elsevier, 2017. p. 174-91.

16. Rukhadze I, Fenik VB. Neuroanatomical Basis of State-Dependent Activity of Upper Airway Muscles. Front Neurol [Internet]. 2018 [cited 2018 Nov 25];9:752. Available from: http://www.ncbi.nlm.nih.gov/pubmed/30250449.

17. Deflandre E, Gerdom A, Lamarque C, Bertrand B. Understanding Pathophysiological Concepts Leading to Obstructive Apnea [Internet]. Vol. 28, Obesity Surgery. Springer New York LLC; 2018 [cited 2021 Jun 21]. p. 2560-71. Available from: https://doi.org/10.1007/s11695-018-3325-6.

18. Borel J-C, Melo-Silva CA, Gakwaya S, Rousseau E, Series F. Diaphragm and genioglossus corticomotor excitability in patients with obstructive sleep apnea and control subjects. J Sleep Res [Internet]. 2016 Feb 1 [cited 2018 Nov 25];25(1):23–30. Available from: http://doi.wiley.com/10.1111/jsr.12337.

19. Carvalho CRR. Fisiopatologia Respiratória. São Paulo: Atheneu, 2005.

Apneia obstrutiva do sono

2

Leonardo Ierardi Goulart
Ana Carolina Rodrigues Aguillar
Gustavo Antonio Moreira
Pedro Augusto Magliarelli Filho

QUESTIONAMENTOS NORTEADORES

- Qual a prevalência estimada de AOS?
- Quais os mecanismos envolvidos na fisiopatologia da AOS?
- Quais os principais fatores de risco relacionados à AOS?

INTRODUÇÃO

A Apneia Obstrutiva do Sono (AOS) é uma doença complexa e que precisa ser definida através de conceitos clínicos e fisiopatológicos. Em linhas gerais pode ser entendida como uma consequência clínica de episódios recorrentes de pausas respiratórias parciais (hipopneias) ou completas (apneias) durante o sono, relacionados a um estreitamento das vias aéreas. Esses episódios estão frequentemente associados a ronco, sensação de sono não reparador e sonolência diurna excessiva dentre vários outros sintomas. É, portanto, caracterizada pela obstrução recorrente da via aérea superior (VAS) durante o sono, levando à hipóxia intermitente e fragmentação do sono.

A fisiopatologia da AOS pode ser observada sob pelo menos duas perspectivas: mecanismos que embasam a ocorrência das pausas respiratórias recorrentes durante o sono; e mecanismos que intermediam as consequências clínicas dessas pausas respiratórias.

CONTEXTO HISTÓRICO

A primeira menção da associação sonolência excessiva e obesidade, na literatura científica, costuma ser atribuída a Burwell, em 1956, com a descrição da Síndrome de Pickwick.[1] No entanto, em 1889, Richard Caton já havia publicado um relato de caso, no qual o autor denomina erroneamente como narcolepsia. O seu relato descreve um paciente com sonolência excessiva diurna marcante em que descreve, durante o sono, movimentos relacionados a esforço respiratório crescente após "fechamento da glote", acompanhados de cianose que cedia após "abertura" da glote, o qual aparentemente se agravara após ganho de peso.[2]

VOCÊ SABIA?

Charles Dickens, em seu romance The Pickwick Papers de 1836, descreve o personagem Joe como um rapaz obeso, com sonolência diurna excessiva/incapacitante e que roncava, mesmo acordado.[3] Com base nesse personagem surgiu a expressão Síndrome de Pickwick, designada, inicialmente, para descrever o quadro de sonolência excessiva, obesidade e "insuficiência respiratória" e que, mais tarde, passou a designar a hipoventilação relacionada à obesidade. Por muito tempo, o termo "Síndrome de Pickwick" foi utilizado indiscriminadamente com relação à apneia do sono, em uma época em que não se tinha conhecimento do substrato patológico dessas condições (hipoventilação e AOS).

As primeiras monitorizações fisiológicas do sono em pacientes com Síndrome de Pickwick foram realizadas em 1959, na Universidade de Heidelberg, e um ano depois no National Institute of Health (NIH), em Bethesda, nos Estados Unidos. Porém, foi com Jung e Kuhl em 1965, na Universidade de Freiburg e, em 1966, com o grupo da Universidade de Marseille, liderado por Gastaut, que começou a ser documentado um mecanismo fisiopatológico envolvendo pausas respiratórias, que o grupo alemão atribuiu a um problema no centro respiratório, ao passo que os franceses explicaram como um bloqueio nas vias aéreas. Nesse período começou-se a usar a expressão "apneia do sono".[4,5]

Em 1976 o grupo formado por Christian Guilleminault e colaboradores da Universidade de Stanford apontaram que a apneia do sono, mesmo na ausência de obesidade, não está apenas associada à sonolência excessiva, mas também a uma ampla gama de achados clínicos diurnos e noturnos. Usando técnicas de medição de esforço respiratório e fluxo aéreo os pesquisadores monitoraram continuamente esses distúrbios respiratórios durante a noite e definiram apneias como interrupções do fluxo do ar (oral e nasal) com duração de pelo menos 10 segundos.

A publicação intitulada "The Sleep Apnea Syndromes" mudou o panorama da doença, por ressaltar a possibilidade de que condições médicas, anteriormente inexplicadas, poderiam se originar de problemas respiratórios que ocorrem durante o sono.[6]

 Acesse o QR code para ler um artigo que apresenta uma revisão histórica sobre os índices de apneia.[7]

Em 1978, o grupo de Remmers publicou um estudo seminal sobre o mecanismo obstrutivo da AOS. Os pesquisadores observaram que, quando as vias aéreas se obstruem, a atividade da língua aumenta, tendendo a empurrar a língua para a frente; entretanto, a pressão intratorácica mais negativa é transmitida ao aspecto inferior da língua, contrariando o movimento da língua para a frente e colapsando a musculatura e o tecido do pescoço ao redor, esse processo continua até que haja uma excitação que recruta os músculos dilatadores superiores para enrijecer e dilatar as vias aéreas.[8] (Figura 2.1)

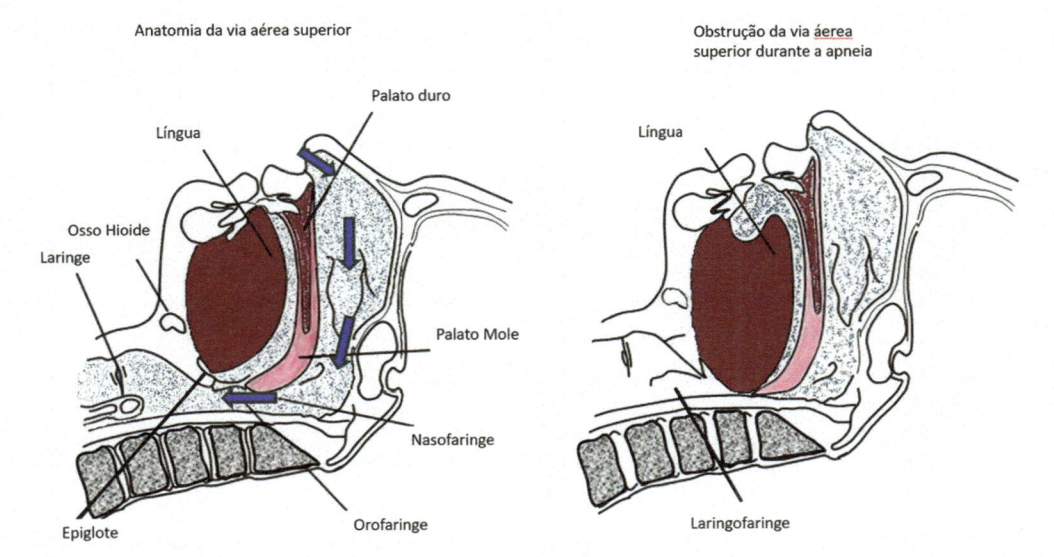

Figura 2.1. Anatomia da via aérea superior e ilustração do colabamento da via aérea superior na região retrolingual. A ação da musculatura dilatadora da faringe é fundamental para evitar o evento de apneia.

Fonte: Adaptado de Levitzky, American Journal of Physiology, 2008).[9]

A compreensão fisiopatológica da doença possibilitou a elaboração de propostas de tratamentos para AOS. Em 1981 tratamentos foram descritos pela primeira vez, incluindo pressão positiva em vias aéreas (PAP) e cirurgia de uvulopalatofaringoplastia.

LEMBRAR

A terapia com PAP ainda hoje é o tratamento padrão para a AOS, especialmente nos níveis moderado e grave, na medida em que promove a abertura da via aérea superior e prevenindo eventos obstrutivos durante o sono e suas consequências a curto e longo prazo.

VOCÊ SABIA?

O tratamento com *Continuous Positive Airway Pressure* (CPAP) evoluiu ao longo do tempo e final da década de 1980. Os dispositivos antes volumosos e barulhentos foram substituídos por modelos mais silenciosos e simplificados, facilitando assim o tratamento da AOS. A existência de um tratamento eficaz foi a catalisadora para um impulso da comunidade médica em fomentar pesquisas e descobertas sobre apneia além de aumentar a conscientização sobre os distúrbios respiratórios do sono e identificar pacientes que poderiam se beneficiar do tratamento.[4,10]

No início e ao longo da década de 1990, os primeiros resultados de investimentos substanciais do NIH em investigações epidemiológicas de larga escala de base populacional de amostras não clínicas - incluindo o Cleveland Family Study, o Penn State Sleep Study, e a Coorte de Sono de Wisconsin - começaram a produzir evidências de que a AOS era muito mais comum do que se imaginava anteriormente.[11,12]

EPIDEMIOLOGIA

Em 1993, um estudo populacional da AOS em adultos, definiu pacientes apneicos como um índice de apneias e hipopneias (IAH) maior que 5/hora associada a quadro clínico de sonolência diurna. Com este critério levantou uma prevalência em torno de 2% a 4%, nos Estados Unidos. Se não fossem levados em conta critérios clínicos, considerando-se apenas o IAH, a prevalência de AOS nesse estudo seria de 24% em homens e 9% em mulheres.

Um estudo epidemiológico brasileiro, o EPISONO, realizado na cidade de São Paulo entre 2007 e 2009, apontou uma prevalência de AOS de 32,4%, o que pode ser explicado pelos critérios de seleção e características da amostra populacional, com maior índice de massa corporal, idade mais avançada, além de uma melhor correlação com dados de polissonografia.[13]

Estudos populacionais têm mostrado que a AOS é mais comum em homens do que em mulheres. Possivelmente essa disparidade de prevalência entre os gêneros seja devido a diferenças em relação a distribuição da gordura corporal, comprimento e colapsabilidade da via aérea superior, além de mecanismos relacionados ao controle ventilatório, resposta de despertar e hormônios sexuais. A razão entre os gêneros é estimada entre 3 a 5:1 na população geral.[14]

FISIOPATOLOGIA

Mecanismos implicados na fisiopatologia da AOS

Os mecanismos que causam a AOS podem ser compreendidos a partir da interação entre fatores anatômicos da VAS e fatores não anatômicos. A obstrução anatômica ao nível da velofaringe (transição entre nasofaringe e orofaringe) e orofaringe e as características que aumentam o grau de colapsabilidade do trato respiratório superior têm papel fundamental na patogênese da AOS. Os fatores não anatômicos envolvidos incluem musculatura dilatadora da faringe ineficiente, instabilidade do controle respiratório e baixo limiar para despertar.[15]

Recentemente, Eckert e colaboradores agruparam estas características a fim de descrever possíveis fenótipos clínicos fisiopatológicos de pacientes com AOS.[16] Os fatores anatômicos relacionados à fisiopatologia da AOS incluem a via aérea estreita e/ou mais propensa ao colabamento do seu próprio lúmen durante a respiração. Pacientes apneicos apresentam diâmetro da VAS reduzido e o tônus da musculatura dilatadora da faringe aumentado quando comparados a indivíduos não-apneicos.[17]. (Figura 2.2)

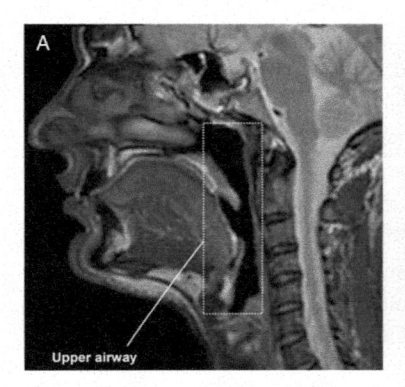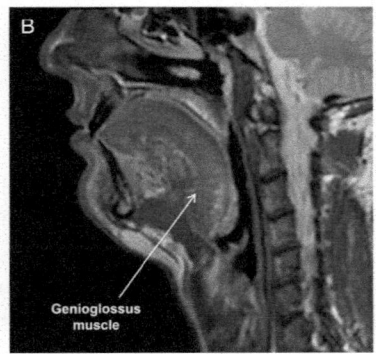

Figura 2.2. Imagens de ressonância magnética, corte sagital, de pacientes com 33 anos de idade, não obesos. Paciente A saudável. Paciente B apneia do sono. Observar a diminuição do tamanho da faringe no paciente apneico e possíveis fatores contribuintes como retrognatia, aumento do volume lingual, posicionamento das fibras do músculo genioglosso e faringe mais alongada.

Fonte: Reproduzido e adaptado de Eckert DJ, Sleep Medicine Reviews, 2018.[16]

ATENÇÃO

O fator de maior prevalência e que contribui para a via aérea mais estreita e colapsável é a obesidade. A deposição de tecido adiposo ao redor da musculatura faríngea, base da língua e tecidos moles do pescoço reduz diretamente o diâmetro do lúmen da via aérea.[18]

A obesidade central gera aumento da pressão abdominal, com consequente redução da capacidade pulmonar total e do volume pulmonar. Esse efeito reduz a tração caudal sobre a via aérea superior durante a inspiração, tornando a faringe mais instável e propensa ao seu próprio colabamento.[18] O diâmetro da via aérea pode naturalmente ser diminuído por conta da constituição anatômica craniofacial. Alterações como retrognatia, macroglossia, retro posicionamento maxilar e inferiorização do osso hioide são causas de via aérea superior estreita.

Em particular, indivíduos orientais tendem a apresentar redução do tamanho craniofacial no sentido anteroposterior e isso pode torná-los mais susceptíveis aos distúrbios respiratórios durante o sono, mesmo sem ganho de peso.[16]

Pacientes com AOS apresentam maior colapsabilidade da VAS devido ao desequilíbrio entre as forças dilatadoras e constritoras que atuam sobre a faringe. As forças que mantêm o trato respiratório superior aberto são geradas pela musculatura dilatadora da faringe. Os principais músculos estudados e envolvidos nesta atividade são o músculo genioglosso e tensor do véu palatino.[19]

As forças que levam ao fechamento da via aérea estão relacionadas à pressão negativa endoluminal da faringe. Essa pressão é gerada pelo fluxo aéreo no interior da faringe durante a respiração e pelas forças decorrentes do excesso de tecidos extraluminais, como por exemplo a deposição de gordura perifaríngea em indivíduos obesos.

LEMBRAR

É o desequilíbrio entre as forças constritoras e dilatadoras da faringe que pode levar ao colapso da via aérea durante o sono, ocasionando evento de AOS.

Experimentalmente, é possível aferir a pressão crítica de fechamento da via aérea (Pcrit), que equivale ao limiar de pressão intraluminal na faringe a partir da qual pode ocorrer o seu colabamento.[20] A Pcrit pode ser avaliada de acordo com as características anatômicas:

- Pacientes com comprometimento anatômico e tendência ao colabamento da via aérea: tendem a apresentar o fechamento intraluminal da faringe desencadeado por limiares de pressão elevados, por vezes acima da pressão atmosférica.
- Indivíduos sem comprometimento anatômico: apresentam Pcrit em valores inferiores a -5 mmHg, o que exigiria pressões muito negativas para que a faringe colabasse.

ATENÇÃO

Alguns fatores podem elevar a Pcrit, tornando a faringe mais propensa ao colabamento, tais como circunferência cervical aumentada, palato mole alongado, osso hioide inferiorizado, aumento da tensão superficial da mucosa da faringe e retenção hídrica levando ao edema dos tecidos da faringe.[21]

Os principais fatores não anatômicos a se considerar na fisiopatologia da AOS são a resposta mecânica e o controle neuromuscular ineficientes da faringe, o controle respiratório instável (elevado *loop gain*) e o baixo limiar de despertabilidade.[16]

Resposta neuromuscular ineficiente

A faringe do ser humano não dispõe de estrutura rígida e sua patência depende da atividade muscular que a compõe. O controle neurológico da musculatura faríngea é bastante complexo. O músculo dilatador da faringe mais estudado é músculo genioglosso, o qual recebe eferências do nervo hipoglosso a partir de múltiplas conexões no tronco cerebral. Este músculo está envolvido em reflexos relacionados a mecanorreceptores e quimiorreceptores para hipercapnia e hipoxia presentes na via aérea superior.[17-22]

Pacientes apneicos apresentam atividade muscular aumentada dos músculos genioglosso e tensor do véu palatino. Suspeita-se que esta característica seja uma adaptação à via aérea naturalmente estreita nestes indivíduos. Observa-se, no entanto, diminuição do tônus muscular e maior grau de fatigabilidade após estímulo de contração muscular susten-tada.[16] Estudos com músculo genioglosso de indivíduos apneicos mostraram predomínio de fibras musculares do tipo II, que estão relacionadas à contração rápida, porém altamente fatigáveis, diferentemente das fibras musculares tipo I, que seriam de contração sustentada e duradoura.[23]

A musculatura do trato respiratório superior está sujeita ao controle neuromuscular. Durante a respiração fisiológica, antes da contração diafragmática ocorre a ativação antecipa-da dos músculos dilatadores da faringe e a elevação de gás carbônico plasmático estimula a contração da musculatura dilatadora da faringe. Esta contração antecipada não parece ocor-rer nos indivíduos apneicos e sugere um mecanismo neurogênico inadequado no controle da musculatura da via aérea superior.[18]

Elevado *Loop Gain*

Pacientes com AOS severa tem alto *loop gain*, pois o sistema respiratório desses indiví-duos responde de forma exagerada a elevações de CO_2, tornando-os mais propensos à respi-ração periódica, como a respiração de Cheyne-Stokes. A oferta de oxigênio a estes pacientes durante o sono permite estabilizar o ciclo respiratório.[18] O alto *loop gain* pode contribuir com AOS de várias maneiras.

ATENÇÃO

Indivíduo com via aérea estreita e com maior tendência ao colabamento, diante de um breve evento apneico capaz de gerar uma pequena elevação do CO_2, apresentará estímulo inspiratório exacerbado, gerando pressão mais negativa na via aérea e colabando mais ainda a via aérea.[24]

Baixo limiar de despertabilidade

A maior parte das apneias termina com despertares. O despertar poderia significar uma forma de resolver o evento apneico. No entanto, muitos eventos respiratórios se encer-ram sem que ocorra um despertar.[25] Cerca de 30 a 50% dos pacientes com AOS tem baixo limiar de despertabilidade com pequenas reduções na pressão intratorácica.

Mais estudos são necessários para se compreender estes achados, mas três teorias são atualmente propostas para justificar como a redução do limiar para despertar poderia contri-buir com a fisiopatologia da AOS.[16]

- O maior número de despertares impede que ocorra maior proporção de sono de on-das lentas, momento em que a respiração normalmente é mais estável, a atividade do músculo genioglosso é maior e o indivíduo experimentaria momentos com menor quantidade de apneias.
- Em muitos pacientes com AOS, o nível de estímulo respiratório necessário para ati-var a musculatura dilatadora é muito similar ao estímulo que desencadearia um

despertar, desta forma, o despertar precoce impediria o recrutamento adequado da musculatura dilatadora da faringe.

- Por último, os despertares levam a um aumento da ventilação minuto e, em situação de alto *loop gain*, poderia haver uma perpetuação da instabilidade ventilatória.

MECANISMOS RELACIONADOS ÀS CONSEQUÊNCIAS CLÍNICAS DA AOS

Quanto aos mecanismos mediadores das manifestações clínicas da AOS, o estresse oxidativo e o aumento da atividade inflamatória sistêmica (em decorrência da fragmentação do sono e hipóxia intermitente – hipóxia seguida de reoxigenação recorrente) desempenham papeis importantes na base das consequências da AOS ao nível celular.[26-28]

Reconhecidamente a hipóxia intermitente e a fragmentação do sono na AOS acarretam estresse oxidativo e inflamação sistêmica que gera, dentre outras alterações moleculares/celulares, a redução de oxido nítrico e aumento das concentrações de marcadores inflamatórios como interleucinas (IL-17, IL-23 IL-6), fator de necrose tumoral alfa (TNF-α) e Proteína C Reativa.[29,30]

A fragmentação do sono reflete a presença de despertares e microdespertares frequentes interrompendo a continuidade do sono.

LEMBRAR

De forma semelhante à privação de sono induzida de forma comportamental (síndrome do sono insuficiente), a AOS pode gerar um estado biológico de privação parcial crônica de sono.

Outros mecanismos envolvidos na fisiopatologia da AOS são:

- Aumento da atividade do sistema nervoso autônomo simpático.
- Aumento da pressão negativa intratorácica.
- Desvio do eixo hipotálamo-pituitária-adrenal com aumento do cortisol.
- Aumento da grelina.
- Redução da leptina.
- Disfunção endotelial com aumento de moléculas de adesão.
- Desequilíbrio entre neurotransmissão excitatória (glutamato) e inibitória (GABA).
- Acúmulo de proteína beta-amiloide cerebral.

Esses mecanismos em conjunto estão relacionados a déficits de funções neurológicas (executivas e motoras, além de outras alterações cognitivas e neurocomportamentais como atenção, memória e sonolência diurna excessiva), cardiovasculares (hipertensão, arritmias, aterosclerose), metabólicas (síndrome metabólica, diabetes, obesidade), noctúria, dentre outras.[30-36]

FATORES DE RISCO

Nas mulheres, o climatério tem sido amplamente estudado como um fator de risco com aumento de prevalência da AOS. Dependendo da população avaliada, é mais comum entre mulheres na pós-menopausa do que entre suas contrapartes na pré-menopausa, com estimativas variando de 4-22% na sexta ou sétima década.[37] Ainda com relação a faixa etária, a estimativa da prevalência de AOS na terceira idade foi de 70% em homens e 56% nas mulheres.[38]

Além da idade, gênero masculino, obesidade e climatério, são importantes fatores de risco o histórico familiar, refluxo gastroesofágico (RGE), anormalidades craniofaciais e certos comportamentos como tabagismo e uso de álcool.[39] Existem ainda componentes genéticos que conferem maior risco para OSA. Tais componentes podem estar relacionados tanto a fatores de risco como a índice de massa corporal/obesidade, etnia, morfologia craniofacial e da VAS quanto também a fatores diretamente relacionado ao controle ventilatório e as influências centrais na musculatura dilatadora da faringe.

Outro aspecto importante da genética relacionada a AOS são os fenótipos relacionados ao desfecho de longo prazo de saúde geral. No entanto, a elucidação dos papéis de polimorfismos específicos identificados pelos genes candidatos e os estudos de associação genômica ampla ainda estão em fase inicial e muitas das questões elementares carecem de resposta.[40]

CLASSIFICAÇÃO DA AOS

Os dados obtidos a partir do estudo do IAH classificaram a AOS entre as condições médicas crônicas comuns, como asma e diabetes, com vasto impacto na saúde pública. Além disso, esse estudo caracterizou os diferentes níveis de gravidade da AOS:[12]

- Leve: 5/hora < IAH ≤ 15/hora.
- Moderada: 15/hora < IAH ≤ 30/hora.
- Grave: IAH > 30/hora.

ATENÇÃO

A AOS, especialmente em estágios moderado e grave, com IAH > 15, independente de idade, sexo e obesidade, está associada a muitas condições que reduzem a qualidade de vida interferindo em marcadores de saúde a curto e longo prazo, como sonolência diurna excessiva disfunção erétil, sintomas depressivos, disfunção cognitiva - aumentando risco para acidentes domésticos e automobilísticos. A AOS moderada e grave também está associada com aumento da morbimortalidade pela associação com doenças cardiovasculares (hipertensão arterial sistêmica, arritmias, doença arterial coronariana), cerebrovasculares, metabólicas (síndrome metabólica, obesidade, pré diabetes) e até mesmo câncer.[41-44]

PONTOS-CHAVE

- Os mecanismos que causam a AOS podem ser compreendidos em razão da interação de fatores anatômicos da via aérea superior e fatores não anatômicos.
- A obesidade é um dos principais fatores relacionados à AOS e uma das explicações pela qual observamos elevada prevalência de AOS.
- Os principais fatores não anatômicos relacionados à AOS são o controle ineficaz da musculatura dilatadora da faringe, instabilidade do centro respiratório e o baixo limiar de despertabilidade.
- A AOS pode trazer consequências significativas cardiovasculares, psíquicas, neurológicas e metabólicas.
- A compreensão da fisiopatologia da AOS tem se tornado carro chave para o desenvolvimento de novas possibilidades terapêuticas.

REFERÊNCIAS

1. C.Sidney Burwell; G.Bickelmann. Extreme obesity associated with alveolar hypoventilation—A pickwickian syndrome. Am J Med [Internet]. 1956;21(5):811–8. Available from: https://www.sciencedirect.com/science/article/pii/0002934356900948?via%3Dihub

2. Caton R. Narcolepsy. Obes Res [Internet]. 1889;2(4):386. Available from: https://doi.org/10.1002/j.1550-8528.1994.tb00081.x

3. Dickens C.The posthumous papers of the Pickwick Club. Grosset & Dunlap, New York1930: 48.

4. Lavie P.Who was the first to use the term Pickwickian in connection with sleepy patients? History of sleep apnoea syndrome. Sleep Med Rev. 2008;12(1):5-17.

5. H.Gastaut, C.A.Tassinari, B.Duron Polygraphic study of the episodic diurnal and nocturnal (hypnic and respiratory) manifestations of the pickwick syndrome. Brain Research, Volume 1, Issue 2, February 1966, Pages 167-186)

6. Guilleminault C, Tilkian A, Dement WC. The sleep apnea syndromes. Annu Rev Med [Internet]. 1976 [cited 2022 Feb 27];27:465–84. Available from: https://pubmed.ncbi.nlm.nih.gov/180875/

7. Pevernagie DA, Gnidovec-Strazisar B, Grote L, Heinzer R, McNicholas WT, Penzel T, et al. On the rise and fall of the apnea–hypopnea index: A historical review and critical appraisal. J Sleep Res. 2020;29(4):1–20.

8. Remmers JE, deGroot WJ, Sauerland EK, Anch AM. Pathogenesis of upper airway occlusion during sleep. J Appl Physiol Respir Environ Exerc Physiol. 1978;44(6):931-8.

9. Levitzky MG. Using the pathophysiology of obstructive sleep apnea to teach cardiopulmonary integration. Am J Physiol - Adv Physiol Educ. 2008;32(3):196–202.

10. C E Sullivan, F G Issa, M Berthon-Jones LE. Reversal of obstructive sleep apnoea by continuous positiveairwaypressureappliedthroughthenares.Lancet[Internet].1981;1(8225):862–5.Available from: https://www.sciencedirect.com/science/article/pii/S0140673681921401?via%3Dihub

11. Peppard PE, Hagen EW. The Last 25 Years of Obstructive Sleep Apnea Epidemiology-and the Next 25? Am J Respir Crit Care Med. 2018;197(3):310-2.

12. Young T, Palta M, Dempsey J, Skatrud J, Weber S, Badr S. The occurrence of sleep-disordered breathing among middle-aged adults. N Engl J Med. 1993;328(17):1230-5.

13. Tufik, S. et al., 2010. Obstructive Sleep Apnea Syndrome in the Sao Paulo Epidemiologic Sleep Study. Sleep Medicine, 11(5), pp.441–446.

14. Quintana-Gallego E, Carmona-Bernal C, Capote F, et al. Gender differences in obstructive sleep apnea syndrome: a clinical study of 1166 patients. Respir Med. 2004;98(10):984-9.

15. Bosi M, De Vito A, Kotecha B, Viglietta L, Braghiroli A, Steier J, et al. Phenotyping the pathophysiology of obstructive sleep apnea using polygraphy/polysomnography: a review of the literature [Internet]. Vol. 22, Sleep and Breathing. Springer Verlag; 2018 [cited 2021 Jun 21]. p. 579–92. Available from: https://pubmed.ncbi.nlm.nih.gov/29318567/

16. Eckert DJ. Phenotypic approaches to obstructive sleep apnoea – New pathways for targeted therapy. Sleep Med Rev [Internet]. 2018;37:45–59. Available from: https://doi.org/10.1016/j.smrv.2016.12.003

17. Rowley; JA. MSB. Anatomy and phisiology of upper airway obstruction. In: Principles and practice of sleep medicine. 2017. p. 1076–87.

18. Deflandre E, Gerdom A, Lamarque C, Bertrand B. Understanding Pathophysiological Concepts Leading to Obstructive Apnea [Internet]. Vol. 28, Obesity Surgery. Springer New York LLC; 2018 [cited 2021 Jun 21]. p. 2560–71. Available from: https://doi.org/10.1007/s11695-018-3325-6

19. Horner RL. Neuromodulation of hypoglossal motoneurons during sleep. Respir Physiol Neurobiol. 2008 Dec 10;164(1–2):179–96.

20. Eckert DJ, Malhotra A. Pathophysiology of Adult Obstructive Sleep Apnea. Proc Am Thorac Soc [Internet]. 2008 Feb 15 [cited 2018 Nov 25];5(2):144–53. Available from: http://pats.atsjournals.org/cgi/doi/10.1513/pats.200707-114MG

21. Carberry JC, Amatoury J, Eckert DJ. Personalized Management Approach for OSA. Chest [Internet]. 2018 Mar 1 [cited 2018 Nov 25];153(3):744–55. Available from: https://www.sciencedirect.com/science/article/pii/S0012369217310802?via%3Dihub

22. Kaczyńska K, Zając D, Wojciechowski P, Kogut E, Szereda-Przestaszewska M. Neuropeptides and breathing in health and disease. Vol. 48, Pulmonary Pharmacology and Therapeutics. Academic Press; 2018. p. 217–24.

23. Carrera M, Barbé F, Sauleda J, Tomás M, Gómez C, Agustí AG. Patients with Obstructive Sleep Apnea Exhibit Genioglossus Dysfunction that Is Normalized after Treatment with Continuous Positive Airway Pressure. https://www.atsjournals.org/doi/101164/ajrccm15969809052?url_ver=Z3988-2003&rfr_id=ori:rid:crossref.org&rfr_dat=cr_pub%20%200pubmed [Internet]. 1999 Dec 14 [cited 2022 Mar 1];159(6):1960–6. Available from: www.atsjournals.org

24. Pham L V., Schwartz AR, Polotsky VY. Integrating loop gain into the understanding of obstructive sleep apnoea mechanisms. J Physiol. 2018;596(17):3819–20.

25. Eckert DJ, Younes MK. Arousal from sleep: implications for obstructive sleep apnea pathogenesis and treatment. J Appl Physiol [Internet]. 2014 Feb [cited 2018 Nov 25];116(3):302–13. Available from: http://www.physiology.org/doi/10.1152/japplphysiol.00649.2013

26. Savransky V, Nanayakkara A, Li J, Bevans S, Smith PL, Rodriguez A, et al. Chronic intermittent hypoxia induces atherosclerosis. Am J Respir Crit Care Med. 2007;175(12):1290–7.

27. Mesarwi O, Polak J, Jun J, Polotsky VY. Sleep Disorders and the Development of Insulin Resistance and Obesity. Endocrinol Metab Clin North Am. 2013;42(3):617–34.

28. Messenger SA, Moreau JM, Ciriello J. Effect of chronic intermittent hypoxia on leptin and leptin receptor protein expression in the carotid body. Brain Res [Internet]. 2013 Jun 4 [cited

2019 Sep 19];1513:51–60. Available from: https://www.sciencedirect.com/science/article/pii/S0006899313004447?via%3Dihub

29. Lavie L. Obstructive sleep apnoea syndrome e an oxidative stress disorder. Sleep Med Rev 2003;7:35e51.

30. Rallsa F, Cutchena L. A contemporary review of obstructive sleep apnea. Curr Opin Pulm Med 2019, 25:578–593.

31. Stiefel P, Sanchez-Armengol MA, Villar J, Vallejo-Vaz A, Moreno-Luna R, Capote F. Obstructive sleep apnea syndrome, vascular pathology, endothelial function and endothelial cells and circulating microparticles. Arch Med Res 2013;44:409e14.

32. Ralls F, Cutchen L. A contemporary review of obstructive sleep apnea. Curr Opin Pulm Med. 2019;25(6):578–93.

33. Shapiro SD, Chin CH, Kirkness JP, McGinley BM, Patil SP, Polotsky VY, et al. Leptin and the control of pharyngeal patency during sleep in severe obesity. J Appl Physiol. 2014 May 15;116(10):1334–41.

34. Caballero-Eraso C, Shin MK, Pho H, Kim LJ, Pichard LE, Wu ZJ, et al. Leptin acts in the carotid bodies to increase minute ventilation during wakefulness and sleep and augment the hypoxic ventilatory response. J Physiol. 2019 Jan 1;597(1):151–72.

35. Lim R, Carberry JC, Wellman A, Grunstein R, Eckert DJ. Reboxetine and hyoscine butylbromide improve upper airway function during nonrapid eye movement and suppress rapid eye movement sleep in healthy individuals. Sleep. 2019 Feb 12;42(4).

36. G S, CS P. α2-Adrenergic blockade rescues hypoglossal motor defense against obstructive sleep apnea. JCI insight [Internet]. 2017 Feb 23 [cited 2021 Jul 26];2(4). Available from: https://pubmed.ncbi.nlm.nih.gov/28239660/

37. Senaratna CV, Perret JL, Lodge CJ, Lowe AJ, Campbell BE, Matheson MC, et al. Prevalence of obstructive sleep apnea in the general population: A systematic review. Sleep Med Rev. 2017;34:70-81.

38. Ancoli-Israel S, Kripke DF, Klauber MR, Mason WJ, Fell R, Kaplan O. Sleep-disordered breathing in community-dwelling elderly. Sleep. 1991;14(6):486-95.

39. The epidemiology of adult obstructive sleep apnea. Punjabi NM. Proc Am Thorac Soc. 2008 Feb 15;5(2):136-43. doi: 10.1513/pats.200709-155MG.PMID: 18250205.

40. Mukherjee S, Saxena R, Palmer LJ. The genetics of obstructive sleep apnea.Respirology. 2018 January ; 23(1): 18–27.

41. Tregear S, Reston J, Schoelles K, Phillips B. Obstructive sleep apnea and risk of motor vehicle crash: systematic review and meta-analysis. J Clin Sleep Med. 2009;5(6):573-81.

42. Kerner NA, Roose SP. Obstructive Sleep Apnea is Linked to Depression and Cognitive Impairment: Evidence and Potential Mechanisms. Am J Geriatr Psychiatry. 2016;24(6):496-508.

43. Dong JY, Zhang YH, Qin LQ. Obstructive sleep apnea and cardiovascular risk: meta-analysis of prospective cohort studies. Atherosclerosis. 2013;229(2):489-95.

44. Gozal D, Farre R, Nieto FJ. Obstructive sleep apnea and cancer: Epidemiologic links and theoretical biological constructs. Sleep Med Rev. 2016;27:43-55.

3

Quadro clínico

Maíra Medeiros Honorato Ferrari

Leonardo Ierardi Goulart

QUESTIONAMENTOS NORTEADORES

- Quais os principais sinais e sintomas da apneia obstrutiva do sono (AOS)?
- Quais as diferenças e particularidades entre sintomas noturnos e diurnos da AOS?
- Quais as diferenças na apresentação clínica da AOS?

INTRODUÇÃO

A Apneia Obstrutiva do Sono (AOS) se caracteriza por um conjunto de sinais e sintomas relacionados a pausas respiratórias recorrentes durante o sono, resultantes das consequências do colapso repetitivo e recorrente da via aérea superior (VAS): fragmentação do sono, hipoxemia, hipercapnia, oscilações na pressão intratorácica e aumento da atividade simpática.

Portanto, entende-se que podem derivar da AOS sintomas e sinais das mais diversas naturezas, alguns muito específicos como o ronco, a sensação de sono não reparador e a sonolência diurna excessiva, além de muitos outros sintomas e sinais inespecíficos (ou seja, que poderiam ser atribuídos a outras causas). Podemos, com finalidade didática, separar esses sintomas de acordo com o momento em que ocorrem em sintomas noturnos e diurnos.

SINAIS E SINTOMAS

A AOS é diagnosticada mediante a presença de pelo menos cinco eventos respiratórios obstrutivos por hora de sono (apneias, hipopneias ou despertares relacionados ao esforço respiratório) associados a sintomas (Quadro 3.1).

A presença de 15 ou mais eventos respiratórios obstrutivos por hora de sono na ausência dos sintomas citados também é suficiente para o diagnóstico de AOS, devido a associação dessa frequência de eventos com um pior desfecho clínico a longo prazo, como o aumento do risco de doenças cardiovasculares, metabólicas e neurológicas, dentre outras.[1]

Quadro 3.1. Diagnóstico da AOS em adultos

Índice de distúrbios respiratórios obstrutivos na polissonografia (com monitorização de EEG para contabilização de microdespertares) maior ou igual a cinco eventos por hora de sono	
Um ou mais dos seguintes sinais, sintomas ou condições:	
• Sonolência diurna excessiva, sono não reparador, fadiga ou insônia • Despertar com a sensação de pausa respiratória, ronco, engasgo ou respiração ofegante • Pausas respiratórias ou roncos observados por terceiros	• Presença ou histórico de hipertensão arterial sistêmica, transtornos do humor, disfunção cognitiva, doença arterial coronariana, acidente vascular cerebral, insuficiência cardíaca, fibrilação atrial, diabetes mellitus tipo 2 ou qualquer outra condição que possa estar relacionada a AOS
OU	
Ausência de sinais, sintomas ou condições que possam ser atribuídas a AOS E Índice de distúrbios respiratórios obstrutivos na polissonografia (com monitorização de EEG para contabilização de microdespertares) maior ou igual a 15 eventos por hora de sono	

Fonte: American Academy of Sleep Medicine. International classification of sleep disorders, 3rd ed. Darien, IL: American Academy of Sleep Medicine, 2014.[2]

SINTOMAS NOTURNOS

Os sintomas noturnos da AOS tendem a ser mais específicos do que os diurnos. A maioria dos pacientes com AOS roncam. O ronco pode ser de alta intensidade causando despertar do parceiro de cama e até mesmo do próprio paciente. Um cenário noturno muito característico da AOS é a de ronco alto ou "respiração pesada/ruidosa" ou até breves suspiros alternando-se com intervalos de silêncio que terminam com um suspiro alto ou um resfolegar as vezes acompanhado de vocalização ou de um despertar que reflete a retomada da respiração.

LEMBRAR

A queixa de ronco, geralmente, antecede a queixa de sonolência diurna excessiva tornando-se mais relevante em contextos de uso de álcool, indutores do sono, relaxantes musculares, posição supina durante o sono e ganho de peso.

ATENÇÃO

O ronco tem impacto na vida conjugal participando do quadro de problemas relacionados a má higiene do sono e insônia (parceiro/a do paciente com AOS).

Cerca de 75% dos parceiros de cama de indivíduos com AOS testemunham pausas respiratórias durante o sono, por vezes, com relatos de movimentos compatíveis com esforço respiratório torácico durante uma pausa do fluxo aéreo. Além desse fenômeno, ansiogênico para o parceiro de cama, até 30% dos pacientes com AOS relatam despertar com sensação de dispneia ou asfixia.[3]

Essa sensação de falta de ar pode ser explicada pela ansiedade relacionada a pausa respiratória em si, mas também pelo aumento da pressão intratorácica relacionado ao esforço respiratório com consequente aumento do retorno venoso e, por vezes, impacto na função do ventrículo esquerdo. Essas alterações podem aumentar a pressão capilar pulmonar causando dispneia. A dispneia relacionada a AOS geralmente se resolve rapidamente com o despertar.[4]

Diretamente relacionado as pausas respiratórias e despertares, ou cronicamente relacionado a disautonomia com aumento do tônus simpático que pode acompanhar a AOS, pode ser observado um comportamento de "agitação" durante o sono com movimentação excessiva e diaforese. Esses sintomas são explicitados pela queixa de roupas de camas desorganizadas pela manhã e, muitas vezes, relatos de necessidade de trocas de pijama durante a noite devido a sudorese.

Alguns pacientes, com menor percepção dos eventos respiratórios em si, podem ainda ter consciência dos despertares frequentes desenvolvendo uma associação do alerta do despertar ao ambiente do sono, resultando em um quadro de comorbidade com insônia.

CONCEITO

A insônia crônica é caracterizada por dificuldade em iniciar ou manter o sono, ou despertar antes do desejado, apresentando-se com frequentes despertares ou problemas em retornar a dormir após o despertar, que ocorre ao menos três vezes por semana, por pelo menos 3 meses.

A insônia crônica, principalmente com sintoma noturno relacionado a dificuldade de manutenção do sono, deve levar à suspeita de AOS nos pacientes em risco para transtornos respiratórios do sono. Aproximadamente um terço dos pacientes com AOS queixam-se de insônia em vez de sonolência diurna, sendo este achado mais comum em mulheres.[5]

A noctúria é um sintoma comum associado à AOS, com a gravidade da apneia podendo estar associada ao número de micções e o tratamento com CPAP levando a redução da frequência. Embora os mecanismos ainda não estejam totalmente elucidados, acredita-se que, quando os eventos de apneia despertam o paciente no meio da noite, isso gera a vontade de urinar, causando a noctúria. Outro mecanismo importante é o aumento de secreção do peptídeo natriurético atrial nos pacientes com AOS.[6,7]

O fato de muitos pacientes com AOS apresentarem respiração oral embasa queixas como a xerostomia (boca seca) muito frequente e que, por vezes, leva o paciente a uma maior necessidade de ingerir líquidos durante a noite ou pela manhã e, menos frequentemente, a sialorreia (salivação excessiva).

A alternância entre os aumentos da pressão intratorácica na inspiração e intra-abdominal na expiração pode contribuir também para episódios de refluxo gastroesofagico (RGE). Tais episódios, quando clinicamente significativos, podem gerar inflamação da VAS levando a um incremento na resistência ao fluxo de ar.

Outro sintoma noturno frequentemente associado a AOS é o bruxismo do sono. Uma possível explicação é a influência das pausas respiratórias nas eferências que controlam a ativação da musculatura da faringe e também grupos musculares relacionados aos movimentos mastigatórios.

SINTOMAS DIURNOS

A sonolência diurna excessiva é um dos sintomas mais prevalentes da AOS.

CONCEITO

De acordo com a Classificação Internacional dos Distúrbios do Sono, sonolência diurna excessiva é a incapacidade de permanecer acordado e alerta durante a fase principal de vigília, resultando em períodos de necessidade irreprimível de sono com lapsos diurnos de sono.

O paciente pode usar termos como fadiga, cansaço, baixa energia ou falta de foco para se referir à sintomas ocasionados pelo excesso de sono.

LEMBRAR

A sonolência diurna é mais facilmente percebida em situações monótonas, que não exigem participação ativa do indivíduo. Por exemplo, o paciente refere adormecer frequentemente enquanto lê, assiste televisão ou mesmo enquanto dirige um veículo.

Apesar de não ser tão comum quanto a sonolência diurna excessiva, a cefaleia matinal é considerada um sintoma da síndrome da apneia obstrutiva do sono, sendo relatada em até 30% dos pacientes com AOS não tratada e podendo prejudicar as atividades cotidianas e qualidade de vida dos indivíduos.

VOCÊ SABIA?

Devido a importância da correlação entre AOS e dores de cabeça matinais e dada a alta prevalência populacional da Apneia Obstrutiva do Sono, a 3ª edição da Classificação Internacional de Distúrbios de Cefaleia reconheceu sua relevância, definindo como "Cefaleia relacionada a AOS" a dor de cabeça, presente ao acordar do sono, em um paciente com Síndrome da AOS diagnosticada com base no índice de apneia-hipopneia de pelo menos cinco episódios por hora de sono (índice de apneias e hipopnéias [IAH] ≥ 5).

A dor de cabeça geralmente é frontal e do tipo em pressão, sem náuseas, fotofobia ou fonofobia associadas, com ocorrência diária ou na maioria dos dias da semana, podendo durar várias horas após o despertar pela manhã. O mecanismo exato da cefaleia associada a AOS não está totalmente elucidado. Acredita-se que a sensação de dor surja devido às consequências das pausas respiratórias recorrentes, incluindo hipoxemia intermitente e vasodilatação cerebral associada a hipercapnia, mas também pela fragmentação do sono.[8]

Não há evidências de que a cefaleia matinal esteja associada à gravidade da AOS (IAH) ou à hipoxemia noturna, mas observa-se alguma correlação entre dores de cabeça e ronco. A queixa de cefaleia matinal não é específica de pacientes com AOS, podendo ser sintoma de muitas outras doenças, como ansiedade e depressão, bruxismo, distúrbios do ritmo circadiano, insônia e hipertensão arterial.[8]

Os transtornos do humor ou sintomas depressivos são frequentemente descritos em pacientes com AOS, já tendo sido relatados danos ao córtex cerebral insular em indivíduos com AOS, estabelecendo uma correlação positiva com sintomas de depressão e ansiedade.[9]

LEMBRAR

O padrão de sono perturbado afeta negativamente o sistema de estresse, aumentando a suscetibilidade de indivíduos com AOS à depressão.

A apneia do sono pode estar associada a sintomas de depressão clinicamente significativos ou aumento da gravidade da depressão, com associação positiva entre os níveis de sintomas depressivos e o índice de apneia-hipopneia ou dessaturação de oxi-hemoglobina. O humor deprimido pode ser consequência direta da fragmentação do sono ou secundário ao impacto social dessa doença.

ATENÇÃO

É importante identificar se o humor deprimido está associado à AOS ou se é uma manifestação de transtorno depressivo comórbido, visto que os sintomas da AOS podem se sobrepor aos transtornos mentais, especialmente com o transtorno depressivo. Sintomas como tristeza, anedonia, perda de apetite, pensamentos depressivos, fadiga, cansaço, hipersonia, insônia e outros distúrbios do sono, podem estar relacionados a transtorno depressivo comórbido.

Apesar da associação entre ansiedade e AOS não ser bem clara, os distúrbios respiratórios do sono podem estar relacionados a transtornos de ansiedade por meio da ativação persistente do eixo hipotálamo-pituitário-adrenal justificando, por exemplo, o sintoma de irritabilidade apresentado por esses pacientes, estando as mulheres mais propensas a ter transtorno de ansiedade associado a AOS do que os homens.

Pacientes com AOS podem referir dificuldade de concentração ou apresentar prejuízo das funções cognitivas, como atenção, memória de trabalho, memória episódica e funções executivas. Apesar da prevalência de comprometimento neurocognitivo em pacientes com AOS não ser conhecida, um estudo com adultos de meia-idade e idosos com AOS relevou uma associação do IAH mais alto com pior resultado nos testes cognitivos, como o teste de fluência verbal.[10]

Alguns déficits cognitivos podem estar relacionados diretamente a sonolência, mas existem alterações fisiopatológicas mais complexas que podem embasar tal acometimento. Os mecanismos fisiopatológicos que justificam essa associação são multidimensionais e implicam em danos ao sistema microvascular cerebral, disfunção endotelial e neuroinflamação.

A hipóxia intermitente desempenha um papel crítico no início e amplificação desses processos patológicos. A hipoperfusão e a reatividade vasomotora cerebral prejudicada levam ao desenvolvimento ou progressão da doença cerebral dos pequenos vasos. Por outro lado, a hipoxemia agrava esses processos, resultando em lesões de substância branca, anormalidades de integridade de substância branca e perda de substância cinzenta. Por sua vez, a hiperpermeabilidade da barreira hematoencefálica e a neuroinflamação levam a plasticidade sináptica alterada, dano neuronal e piora da doença de pequenos vasos.[11]

Outro sintoma comum é a redução da libido ou disfunção sexual que conta com uma prevalência na AOS de 23%, estando associada a relato de pior qualidade do sono, independentemente do valor do IAH e nadir de saturação da oxi-hemoglobina. Alguns fatores específicos estão associados à baixa libido, incluindo: idade avançada, menor percentual de sono N3, mais noctúria, depressão e ansiedade.

LEMBRAR

A fragmentação do sono pela AOS pode contribuir para a disfunção do eixo hipotálamo-pituitário-adrenal, além disso o aumento do tônus simpático, a redução do hormônio luteinizante e dos níveis de testosterona podem estar relacionados a esses sintomas. Idade avançada e humor deprimido são fatores preditivos positivos importantes de baixa libido nestes indivíduos.[12]

DIFERENÇAS NA APRESENTAÇÃO CLÍNICA DA APNEIA OBSTRUTIVA DO SONO

O gênero desempenha um papel importante na apresentação clínica da AOS. As mulheres são mais propensas a relatar sintomas inespecíficos, que incluem dor de cabeça, fadiga, depressão, ansiedade, insônia e perturbações do sono. Por esse motivo, o diagnóstico de AOS pode passar despercebido em mulheres e elas podem ter piores resultados clínicos. Por outro lado, os homens referem com mais frequência sintomas "clássicos", relacionados à obstrução das vias aéreas, como ronco, respiração ofegante, pausas respiratórias e sonolência.[13]

ATENÇÃO

Considerando-se que a idade avançada é um fator de risco para AOS e que a prevalência dos transtornos respiratórios do sono aumenta expressivamente na terceira idade é importante o reconhecimento dos sintomas nos idosos.

Apesar da apresentação clínica da AOS não diferir entre indivíduos jovens e idosos, com o avançar da idade, sintomas como prejuízo de memória, outros déficits cognitivos, sonolência diurna e fadiga podem se sobrepor ao quadro clínico de outras doenças ou as próprias características do envelhecimento, dificultando a suspeita clínica de AOS.[14]

O conhecimento sobre essas diferenças das características clínicas da AOS podem contribuir para uma maior conscientização e consequente melhor abordagem diagnóstica.

PONTOS-CHAVE

- Apneia obstrutiva do sono se apresenta com sinais e sintomas sistêmicos resultantes das consequências do colapso repetitivo e recorrente da VAS.
- Sintomas noturnos: ronco, pausas respiratórias, movimentação excessiva e diaforese, insônia, noctúria, xerostomia, sialorreia, refluxo gastroesofásico, bruxismo do sono.
- Os sintomas diurnos refletem principalmente os efeitos da fragmentação do sono e das alterações na arquitetura do sono.
- Sintomas diurnos: sonolência diurna excessiva, cefaleia matinal, humor deprimido, irritabilidade, déficits cognitivos, redução da libido.

REFERÊNCIAS

1. LJ Epstein, D Kristo, PJ Strollo et al. Clinical Guideline for the Evaluation, Management and Long-term Care of Obstructive Sleep Apnea in Adults Adult Obstructive Sleep Apnea: Task Force of the American Academy of Sleep Medicine. Journal of Clinical Sleep Medicine, Vol.5, No. 3, 2009.

2. American Academy of Sleep Medicine. International Classification of Sleep Disorders 3rd ed. American Academy of Sleep Medicine, 2014.

3. Maislin G, Pack AI, Kribbs NB, Smith PL, Schwartz AR, Kline LR, Schwab RJ, Dinges DF. A survey screen for prediction of apnea. Sleep. 1995 Apr;18(3):158-66. doi: 10.1093/sleep/18.3.158. PMID: 7610311.

4. Cao MT, Guilleminault C, Kushida CA. Clinical Features and Evaluation of Obstructive Sleep Apnea and Upper Airway Resistance Sydrome. In: Kryger MH, Roth T, Dement WC, eds. Principles and practice of sleep medicine. 4th ed. Philadelphia, PA: Elsevier Saunders, 2005:13-23.

5. Cho YW, Kim KT, Moon HJ, Korostyshevskiy VR, Motamedi GK, Yang KI. Comorbid Insomnia With Obstructive Sleep Apnea: Clinical Characteristics and Risk Factors. J Clin Sleep Med. 2018;14(3):409. Epub 2018 Mar 15.

6. Maeda T, Fukunaga K, Nagata H, Haraguchi M, Kikuchi E, Miyajima A, Yamasawa W, Shirahama R, Narita M, Betsuyaku T, Asano K, Oya M. Obstructive sleep apnea syndrome should be considered as a cause of nocturia in younger patients without other voiding symptoms. Can Urol Assoc J. 2016;10(7-8):E241. Epub 2016 Jul 12.

7. Raheem OA, Orosco RK, Davidson TM, Lakin C. Clinical predictors of nocturia in the sleep apnea population. Urol Ann. 2014;6(1):31.Maimon N, Hanly PJ. Does snoring intensity correlate with the severity of obstructive sleep apnea? J Clin Sleep Med. 2010;6(5):475.

8. Jennum, P.; Jensen, R. Sleep and headache. Sleep Med. Rev. 2002, 6, 471–479.

9. J. Vanek, et al. Obstructive sleep apnea, depression and cognitive impairment. Sleep Medicine 72 (2020) 50e58

10. Ramos AR, Tarraf W, Rundek T, et al: Obstructive sleep apnea and neurocognitive function in a Hispanic/Latino population. Neurology 2015; 84:391-8.

11. Kerner NA, Roose SP. Obstructive Sleep Apnea is Linked to Depression and Cognitive Impairment: Evidence and Potential Mechanisms. The American Journal of Geriatric Psychiatry, 24(6), 496-508, 2016.

12. Mun JK, Choi SJ, Kang M-R, Hong SB, Joo EY. Sleep and libido in men with obstructive sleep apnea syndrome. Sleep Medicine (2018). doi: https://doi.org/10.1016/j.sleep.2018.07.016.

13. Lozo T, Komnenov D, Badr MS, Mateika JH. Sex differences in sleep disordered breathing in adults. Respir Physiol Neurobiol 2017;245:65-75. doi:10.1016/j.resp.2016.11.001

14. Akhtar N, Guilleminault C. (2005). Obstructive sleep apnea syndrome in the elderly. Aging Health, 1(2), 285-302.

4

Semiologia

Leonardo Ierardi Goulart

Fernanda Louise Martinho Haddad

Eliana Regina Lottenberg Vago

Fernanda Cavicchioli Goldenberg

Dov Charles Goldenberg

Paula Waki Lopes Da Rosa

Simão Augusto Lottenberg

QUESTIONAMENTOS NORTEADORES

- Quais os principais aspectos a serem avaliados na anamnese de um paciente com suspeita de apneia obstrutiva do sono (AOS)?
- Como fazer a avaliação física de um paciente com suspeita de AOS?

INTRODUÇÃO

Diante do impacto da Apneia Obstrutiva do Sono (AOS) na saúde pública, no prognostico geral de saúde e também a sua alta prevalência, a investigação quanto a possibilidade de AOS deveria ser incorporada às avaliações de rotina em saúde. Além disso, o impacto sistêmico da AOS contribui com a multiplicidade e inespecificidade de sinais e sintomas. Com isso em mente é fácil concluir que os principais aspectos para uma boa abordagem clínica de pacientes com suspeita de AOS devem contemplar, principalmente, uma anamnese detalhada seguida de exame físico direcionado, que irão auxiliar na decisão quanto a necessidade de exames complementares.

A estratégia de diagnóstico deve incluir uma anamnese detalhada com histórico do comportamento durante o sono, cobertura de todos os possíveis sinais e sintomas noturnos e diurnos, exame físico e, frequentemente, avaliação mais objetiva do sono com polissonografia.[1]

ANAMNESE

A anamnese dos pacientes com suspeita de AOS começa com coleta de história da queixa do paciente e detalhamento do quadro clínico, seguindo-se de avaliação dos sintomas de apneia obstrutiva do sono, com indagação quanto a sinais e sintomas noturnos e diurnos, terminando com avaliação mais objetiva e abrangente daqueles pacientes com alto risco para AOS. Em síntese, os itens que compõe a anamnese são:

- Identificação.
- Queixa principal e duração.
- Comportamento durante o sono (ronco, engasgos, quantidade de sono, range ou aperta os dentes durante o sono, sono agitado, levanta-se para ir ao banheiro, dores de cabeça matinais, perda de memória, perda de libido e irritabilidade).
- Sinais e sintomas diurnos.
- Questionários.
- Antecedentes patológicos (obstruções nasais, refluxo, diabetes tipo 2, hipertensão arterial, fibrilação atrial, acidente vascular cerebral [AVC], obesidade, refluxo gastresofágico [RGE], cirurgias como otorrinolaringológicas ou bariátrica e medicamentos utilizados).

ATENÇÃO

Pacientes com alto risco para AOS são aqueles com história familiar de AOS ou ronco, obesos, pacientes com insuficiência cardíaca congestiva, fibrilação atrial, hipertensão arterial, diabetes tipo 2, síndrome metabólica, história de acidente vascular cerebral, arritmias cardíacas ou hipertensão pulmonar.

MÉTODO

Na anamnese do paciente com suspeita de AOS, o investigador tem a oportunidade de identificar nos sintomas do paciente os mecanismos fisiopatológicos da AOS. Para tanto é necessário explorar as queixas do paciente atento ao contexto relacionado a fragmentação crônica do sono, hipóxia noturna intermitente, aumento persistente do tônus simpático, oscilações de pressão intratorácica e abdominal durante o sono, disfunção endotelial, aumento da atividade inflamatória sistêmica.

A presença do parceiro de cama durante a entrevista médica pode ser útil na investigação destes sintomas. Geralmente, o paciente com AOS não percebe sintomas noturnos como o ronco e as pausas respiratórias e, muitas vezes, mesmo os sintomas diurnos como a sonolência diurna excessiva ou déficits cognitivos como comprometimento de atenção também são mais bem percebidos por conviveres do que pelo próprio paciente que pode tender a minimizar sintomas.

A observação de episódios de pausas respiratórias, engasgo noturno ou respiração ofegante mostrou-se um indicador confiável para o diagnóstico de AOS, com razão de verossimilhança de 3,3, com IAH $\geq$ 10/h.[2] A queixa de ronco, embora comum em pacientes com AOS, não possui valor preditivo (razão de verossimilhança 1,1). Já a ausência de ronco, especialmente na ausência de fatores de risco como obesidade, reduz, mas não descarta a probabilidade de diagnóstico de AOS.

> ## LEMBRAR
>
> Aspectos relevantes sobre o ronco, como a frequência, a intensidade, e fatores associados (piora da posição supina ou relação com uso de álcool ou medicamentos), devem ser investigados, pois existe correlação positiva entre a intensidade do ronco e o IAH (r = 0,66, p < 0,01), com a intensidade do ronco aumentando à medida que a AOS se torna mais grave.[2]

Uma revisão sistemática concluiu que a queixa de ronco apresenta alta sensibilidade (80-90%), porém baixa especificidade (46%) para o diagnóstico de AOS.[3]

Na abordagem diagnostica do paciente com suspeita de AOS, é imprescindível explorar com maestria a possibilidade de dados clínicos não relatados ou não percebidos diretamente pelo paciente. Por exemplo, muitas vezes pode-se detectar sonolência através da percepção de comportamentos utilizados para mascarar a sonolência, como o consumo de substâncias estimulantes e sonecas. Indivíduos com AOS podem se queixar de sono não restaurador e inquietação noturna em associação com sua queixa de sonolência diurna.

EXAME FÍSICO

A obesidade é um dos principais fatores de risco associados a AOS.[4] O índice de massa corpórea (IMC) é o parâmetro mais usado para avaliação do grau de adiposidade, e é calculado pela divisão do peso em kg pela altura em metros elevada ao quadrado. Embora seja bastante simples e prático, sua utilização apresenta limitações, já que o IMC não difere massa gorda de massa magra e não tem relação com a distribuição da gordura corporal.

No Brasil, a classificação de sobrepeso e obesidade é feita de acordo com a tabela proposta pela OMS (Tabela 4.1), que por sua vez é baseada em pontos de corte de associação entre IMC, doenças crônicas e mortalidade, desenvolvidos para pessoas adultas descendentes de europeus.

Tabela 4.1. Classificação internacional da obesidade segundo o índice de massa corporal (IMC) e risco de doença (Organização Mundial da Saúde) que divide a adiposidade em graus ou classes

IMC (kg/m^2)	Classificação	Obesidade (Grau/Classe)	Risco de doença
< 18,49	Magro ou baixo peso	0	Normal ou elevado
18,5-24,9	Normal ou eutrófico	0	Normal
25-29,9	Sobrepeso ou pré-obeso	0	Pouco elevado
30-34,9	Obesidade	I	Elevado
35-39,9	Obesidade	II	Muito elevado
> 40	Obesidade grave	III	Muitíssimo elevado

Dadas as limitações do uso isolado do IMC, a combinação com outras medidas da distribuição de gordura pode ajudar na aferição mais adequada do risco real oferecido pelo excesso de peso.

Segundo essa tabela, o IMC de 25 a 29,9 kg/m^2 corresponde a sobrepeso, o IMC maior ou igual a 30 kg/m^2 a obesidade, e o IMC maior ou igual a 25 kg/m^2 a excesso de peso (incluindo sobrepeso e obesidade).

Em asiáticos, os pontos de corte adotados são um pouco mais baixos: o IMC de sobrepeso é de 23-27,5 kg/m^2 e obesidade corresponde ao IMC >27,5 kg/m^2.

Existem ajustes necessários para faixas etárias também: em crianças, existem gráficos padronizados de IMC, e em pessoas com mais de 60 anos, o Ministério da saúde preconiza que o IMC normal varia de 22 a 27 kg/m^2, já que nesse grupo ocorre diminuição de massa magra e sarcopenia.

LEMBRAR

A medida da circunferência abdominal constitui outra forma de avaliar a obesidade e pode ser complementar ao IMC, já que seu valor se associa ao conteúdo de gordura visceral.

INDICAÇÃO

A OMS recomenda que a circunferência abdominal seja medida no maior perímetro do abdômen entre a última costela e a crista ilíaca, após o paciente inspirar profundamente e expirar. Já a I Diretriz Brasileira de Diagnóstico e tratamento da Síndrome Metabólica recomenda a medição no ponto médio entre o rebordo costal inferior e a crista ilíaca.

Segundo a Federação Internacional de Diabetes, o diagnóstico de síndrome metabólica em caucasianos europeus é feito quando a circunferência abdominal é maior ou igual a 94 cm em homens e maior ou igual a 80 cm em mulheres. O Quadro 4.1 apresenta esses valores, além de sugestões de pontos de cortes para outros grupos étnicos e os critérios diagnósticos para síndrome metabólica.

Quadro 4.1. Critérios diagnósticos de síndrome metabólica em homens e mulheres, incluindo pontos de corte (Fonte: International Diabetes Federation)

Critério Obrigatório	Mais de 2 de 4 critérios
Obesidade visceral (circunferência abdominal): medidas de circunferência abdominal conforme a etnia (cm) para H e M: • Europídeos: ≥ 94 cm (H); ≥ 80 cm (M) • Sul-africanos, Mediterrâneo Ocidental e Oriente Médio: idem a europídeos • Sul-asiáticos e Chineses: ≥ 90 cm (H); ≥ 80 cm (M) • Japoneses: ≥ 90 cm (H); ≥ 85 cm (M) • Sul-americanos e América Central: usar referências dos sul-asiáticos	Triglicérides ≥ 150 mg/dL ou tratamento
	HDL < 40mg/dL (H); < 50 mg/dL (M)
	PAS ≥ 130 ou PAD ≥ 85 mmHg ou tratamento
	Glicemia de jejum ≥ 100 mg/dL ou diagnóstico prévio de diabetes*

H: homens; M: mulheres. PAS: pressão arterial sistólica; PAD: pressão arterial diastólica.

* Se glicemia > 99 mg/dL, o teste de tolerância à glicose é recomendado, mas não necessário, para diagnóstico da síndrome metabólica.

Avaliar a circunferência cervical do paciente, que pode ser medida na borda superior da membrana cricotireíóidea com o paciente na posição vertical, para verificar eventual obesidade na parte superior do corpo (Figura 4.1).[5]

MÉTODO

Devemos considerar a medida da circunferência do pescoço de mais de 43 cm nos homens[6] e IMC > 30 kg/m$^{2(7)}$ como caraterísticas a serem avaliadas e que podem sugerir a presença de AOS.

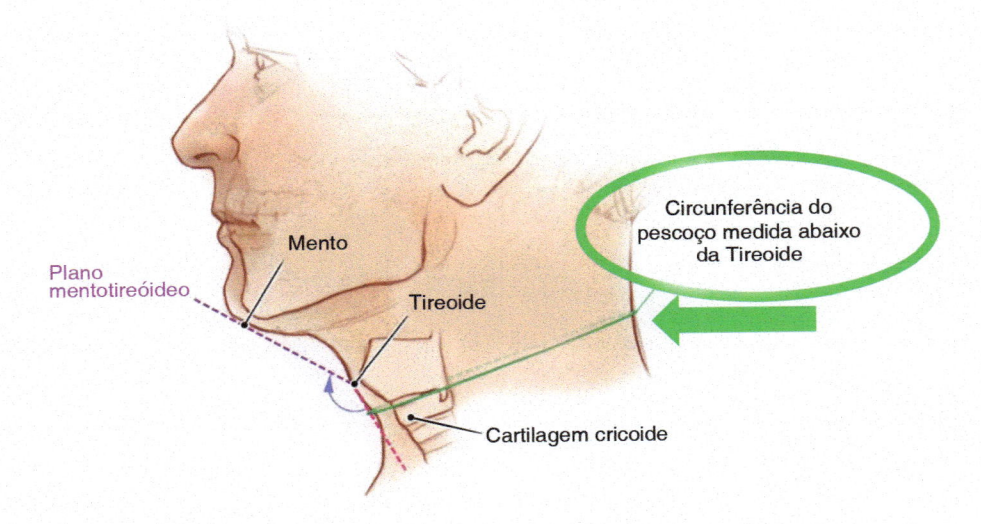

Figura 4.1. Anatomia craniofacial e medidas da circunferência do pescoço (medida ao nível da membrana cricotireoidea). M (mento); T (proeminência da tireoide) e C (cartilagem cricoide).

Fonte: Does this patient have obstructive sleep apnea?: The Rational Clinical Examination systematic review Kathryn A Myers 1, Marko Mrkobrada, David L Simel PMID: 23989984.

AVALIAÇÃO FACIAL

A análise facial é de extrema importância para avaliação do paciente portador da AOS, sendo o perfil facial muitas vezes sinal patognomônico dessa deformidade (Figura 4.2).[8]

Considera-se aconselhável avaliar o perfil facial dos pacientes, observando se apresenta retrognatia e, ou hipoplasia da maxila, as quais podem estar relacionadas com a evolução da AOS.[9]

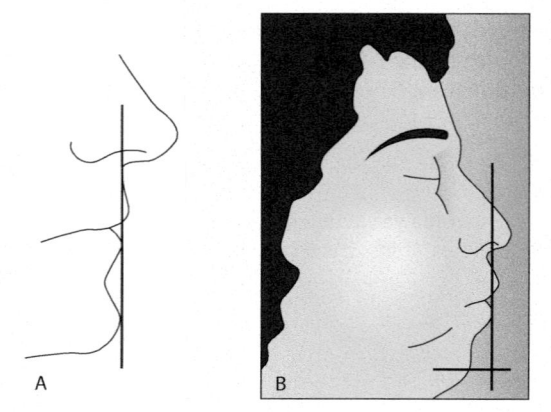

Figura 4.2. (A) Linha vertical da borda vermelha do lábio inferior para o queixo. Se a proeminência anterior do queixo (tecido mole) for maior que 2 mm atrás desta linha, a retroposição mandibular pode estar presente. (B) Paciente com retrognatia.

Fonte: Laryngoscope 113: June 2003Zonato et al.: Physical Examination in Sleep Apnea 975.

AVALIAÇÃO DA VIA AÉREA SUPERIOR

As alterações de via aérea superior (VAS) e craniofaciais fazem parte dos fatores de risco associados à AOS,[10] e o tratamento cirúrgico dessas alterações pode ser uma opção terapêutica para esses casos. Além disso, a presença dessas alterações, em especial as nasais, podem limitar a adesão a terapia de pressão aérea positiva[11] e o sucesso do aparelho intraoral de avanço mandibular, que são os principais tratamentos clínicos disponíveis para esses pacientes.[12]

LEMBRAR

A avaliação da VAS é fundamental e pode auxiliar tanto no diagnóstico como no tratamento da AOS.

O exame da VAS normalmente é realizado através da rinoscopia anterior, da oroscopia e da nasofibrolaringoscopia flexível.[10] Os exames de imagem podem complementar a avaliação em casos selecionados.

As alterações nasais mais frequentes na AOS são os desvios septais e a hipertrofia das conchas nasais inferiores.[10] Outros achados, como insuficiência de válvula nasal, sinusiopatia, pólipos ou neoplasias nasais, também podem ocorrer.

LEMBRAR

Através da oroscopia é possível avaliar o volume da língua, o palato mole, a úvula, o tamanho das tonsilas palatinas e o índice de Mallampati modificado.

MÉTODO

O índice de Mallampati modificado é realizado com o paciente sentado com a máxima abertura de boca, e com a língua relaxada dentro da cavidade oral. Os pacientes são classificados em quatro graus: grau I (visualiza-se bem toda a orofaringe, incluindo o polo inferior da tonsila palatina), grau II (visualiza-se apenas o pólo superior das tonsilas palatinas e a úvula), grau III (visualiza-se parte do palato mole e a inserção da úvula) e grau IV (visualiza-se apenas o palato duro e parte do palato mole). A maior parte dos pacientes com AOS apresentam índice de Mallampati modificado graus III e IV, demonstrando uma inadequada relação entre a base da língua e a orofaringe (Figura 4.3).[10,13]

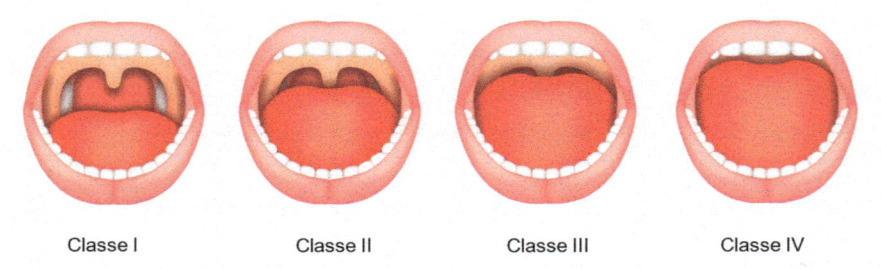

| Classe I | Classe II | Classe III | Classe IV |

Figura 4.3. Índice de Mallampati modificado.

Fonte: Laryngoscope 113: June 2003Zonato et al.: Physical Examination in Sleep Apnea976

Os achados mais frequentes na AOS são como você pode ver na Figura 4.4:

- Língua volumosa.
- Palato mole web" (membrana formada pela baixa inserção do pilar tonsilar posterior – musculo palato faríngeo – na úvula), posterior (em relação à parede posterior da orofaringe) e espesso (edemaciado).
- Pilares tonsilares medianizados – inserção medianizada do musculo palato faríngeo, reduzindo o espaço orofaríngeo.
- Úvula longa e espessa.[10]

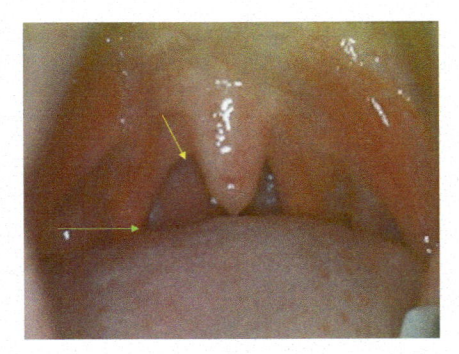

Figura 4.4. Pilares medianizados e palato em "web". Seta amarela: Palato em "web". Seta verde: Pilares tonsilares medianizados.

Fonte: Acervo da autoria.

As tonsilas palatinas são classificadas em: grau I (obstruem até 25% do espaço orofaríngeo), grau II (até 50%), grau III (até 75%) e grau IV (acima de 75%). São consideradas hipertróficas quando obstruem mais de 50% do espaço orofaríngeo (graus III e IV) (Figura 4.5).

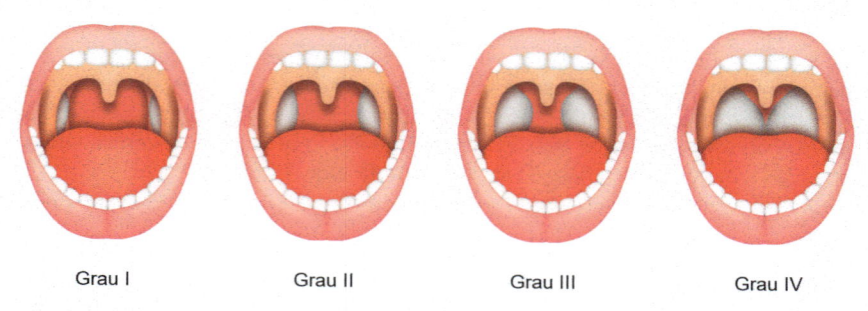

Grau I   Grau II   Grau III   Grau IV

Figura 4.5. Graduação das tonsilas palatinas.

Fonte: Laryngoscope 113: June 2003 Zonato et al.: Physical Examination in Sleep Apnea977

Através da realização da nasofibrolaringoscopia flexível é possível complementar a avaliação da rinofaringe e da hipofaringe, onde é possível avaliar a presença da tonsila faríngea e lingual hipertróficas, presença de sinais de refluxo faringolaringeo ou até mesmo neoplasias.

INDICAÇÃO

Uma das limitações da avaliação da VAS nesses pacientes é o fato de o exame ser realizado com o paciente acordado, o que dificulta identificar o que de fato ocorre na faringe durante o sono. Desse modo, a nasofibrolaringoscopia feita sob sedação (sonoendoscopia) pode trazer informações adicionais em casos selecionados.

AVALIAÇÃO ODONTOLÓGICA

Embora a AOS seja diagnosticada por um médico do sono, sua gestão é interdisciplinar. O papel do dentista inclui a triagem de pacientes para fatores de risco para AOS (por exemplo: retrognatia, palato profundo, amígdalas ou língua aumentadas, alto escore Mallampati, dor matinal ou dor orofacial e bruxismo).[9]

A maxila e a mandíbula são componentes do esqueleto craniofacial, sendo determinantes da parede anterior da parte superior vias respiratórias.[14]

A maioria das pessoas com AOS tem uma via aérea superior estreita, tipicamente causada por anormalidades anatômicas clinicamente evidentes, como micrognatia e retrognatia. (Figura 4.6).[15]

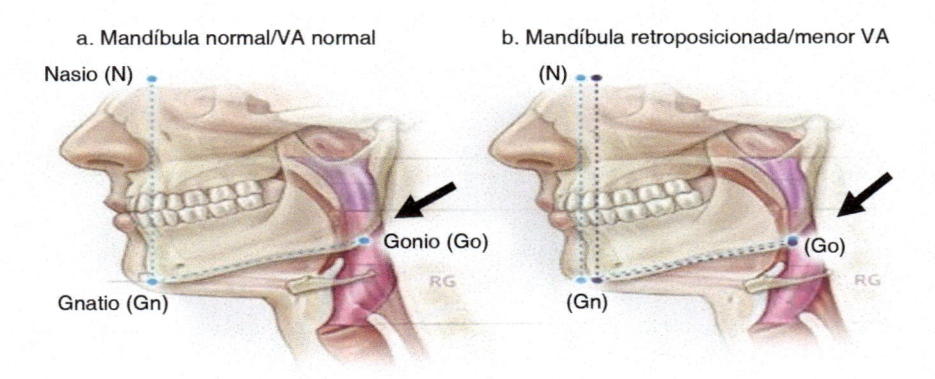

a. Mandíbula normal/VA normal

b. Mandíbula retroposicionada/menor VA

Figura 4.6. Mandíbula normal (a) e Mandíbula encurtada (b).

Fonte: Does this patient have obstructive sleep apnea?: The Rational Clinical Examination systematic review Kathryn A Myers, Marko Mrkobrada, David L Simel Review JAMA 2013 Aug 21;310(7):731-41. PMID: 23989984.

A oclusão dentária deve ser avaliada, sendo classificada nas seguintes categorias (Figura 4.7):

- Classe I — relação adequada superior e inferior.
- Classe II — arcada inferior retro posicionada, sugestiva de retrusão mandibular e/ou protusão maxilar.
- Classe III — Arcada inferior projetada anteriormente, sugestivo de prognatismo mandibular e/ou hipoplasia maxilar.

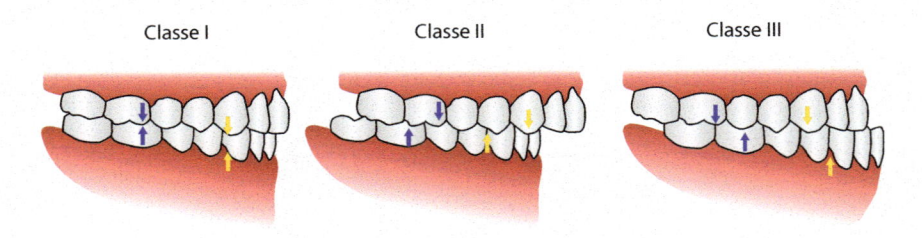

Classe I   Classe II   Classe III

Figura 4.7. Classificação de Angle: Classificação das maloclusões de acordo com os primeiros molares permanentes em classe I, classe II e classe III.

PALATO DURO

A presença de palato ogival (Figura 4.8) nos pacientes é associada com a presença de AOS. Se isso for, a prevenção do desenvolvimento anormal da maxila durante infância pode proteger da AOS posterior.[16]

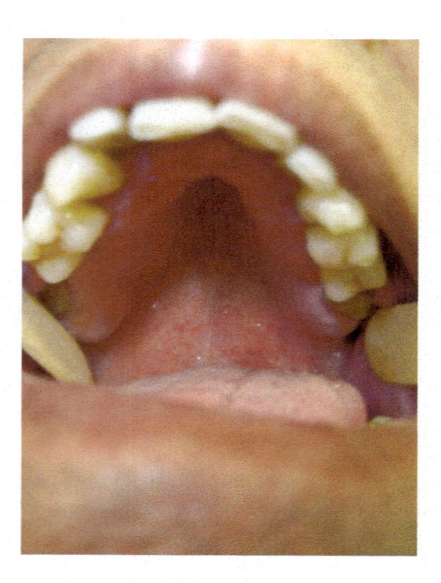

Figura 4.8. Palato ogival.

Fonte: Acervo da autoria.

LÍNGUA

A avaliação da língua vai depender da demarcação dos dentes nas bordas, deven-do-se levar em conta a desproporção entre a cavidade oral e a língua por duas situações possíveis: macroglossia ou cavidade oral pequena configurando uma pseudo macroglossia (Figura 4.9).[16]

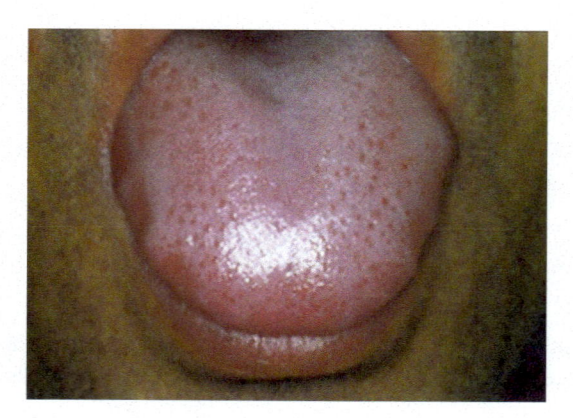

Figura 4.9. Língua volumosa e demarcada resultante da pressão dentária.

Fonte: Acervo da autoria.

DENTES

Verificar se os dentes se apresentam hígidos, restaurados, condições periodontais, próteses e quantidade. Documentação radiográfica com traçado cefalometrico, panorâmica e modelos de estudo são solicitados para diagnostico, tratamento e acompanhamento.

PONTOS-CHAVE

- A adequada avaliação dos pacientes com suspeita clínica ou comorbidades e fatores de risco associados a AOS é fundamental para identificar o impacto na qualidade de vida dos pacientes bem como auxiliar na escolha pelos possíveis tratamentos a serem implementados.

- A avaliação deve ser feita por anamnese detalhada e dirigida, avaliação dos fatores de risco e comorbidades já instaladas, exame físico geral, antropométrico, da via aérea superior e craniofacial. Em casos selecionados, exames de imagem podem auxiliar a avaliação.

REFERÊNCIAS

1. Epstein LJ, Kristo D, Strollo PJ Jr, Friedman N, Malhotra A, Adult Obstructive Sleep Apnea Task Force of the American Academy of Sleep Medicine, et al. Clinical guideline for the evaluation, management and long-term care of obstructive sleep apnea in adults. J Clin Sleep Med. 2009 Jun 15;5(3):263-76. PMID: 19960649.

2. Maimon N, Hanly PJ. Does snoring intensity correlate with the severity of obstructive sleep apnea? J Clin Sleep Med. 2010;6(5):475.

3. Myers KA, Mrkobrada M, Simel DL. Does this patient have obstructive sleep apnea? The Rational Clinical Examination systematic review. JAMA. 2013 Aug;310(7):731-41.

4. Alon Y, Kryger AM. Presentation, and Diagnosis. In: Principles and practice of sleep medicine. 6. ed. Part 2, Sec 8 Impact, p. 588. Elsevier, 2017. ISBN: 978-0-323-24288-2.

5. Myers KA, Mrkobrada M, Simel DL. Does this patient have obstructive sleep apnea?: The Rational Clinical Examination systematic review. JAMA. 2013 Aug 21;310(7):731-41. doi: 10.1001/jama.2013.276185. PMID: 23989984.

6. Martinho FL, Tangerina RP, Moura SM, Gregório LC, Tufik S, Bittencourt LR. Systematic head and neck physical examination as a predictor of obstructive sleep apnea in class III obese patients. Braz J Med Biol Res. 2008 Dec;41(12):1093-7. doi: 10.1590/s0100-879x2008001200008. PMID: 19148371.

7. Zancanella E, Haddad FM, Oliveira LA, Nakasato A, Duarte BB, , Associação Brasileira de Otorrinolaringologia e Cirurgia Cérvico-Facial; Academia Brasileira de Neurologia; Sociedade Brasileira de Cardiologia; Sociedade Brasileira de Pediatria; Sociedade Brasileira de Pneumologia e Tisiologia, et al. Obstructive sleep apnea and primary snoring: diagnosis. Braz J Otorhinolaryngol. 2014 Jan-Feb;80(1 Suppl 1):S1-16. English, Portuguese. Erratum in: Braz J Otorhinolaryngol. 2014 Sep-Oct;80(5):457. Drager, L [corrected to Drager, L F]. PMID: 24838760.

8. Facial analysis in obstructive sleep apnea syndrome. Arch Health Invest, 2017. 6(7):332-7.

9. Lavigne GJ, Herrero Babiloni A, Beetz G, Dal Fabbro C, Sutherland K, Huynh N, Cistulli PA. Critical Issues in Dental and Medical Management of Obstructive Sleep Apnea. J Dent Res. 2020 Jan;99(1):26-35. doi: 10.1177/0022034519885644. Epub 2019 Nov 8. PMID: 31702942.

10. Oliveira MC, Tufik S, Haddad FL, Santos-Silva R, Gregório LC, Bittencourt L. Systematic Evaluation of the Upper Airway in a Sample Population: Factors Associated with Obstructive Sleep Apnea Syndrome. Otolaryngol Head Neck Surg. 2015;153: 663-70.

11. Ayers CM, Lohia S, Nguyen SA, Gillespie MB. The Effect of Upper Airway Surgery on Continuous Positive Airway Pressure Levels and Adherence: A Systematic Review and Meta-Analysis. ORL J Otorhinolaryngol Relat Spec. 2016; 78:119-25.

12. Prescinotto R, Haddad FL, Fukuchi I, Gregório LC, Cunali PA, Tufik S, Bittencourt LR. Impact of upper airway abnormalities on the success and adherence to mandibular advancement device treatment in patients with Obstructive Sleep Apnea Syndrome. Braz J Otorhinolaryngol. 2015; 81:663-70.

13. Friedman M, Ibrahim H, Bass L. Clinical staging for sleep-disordered breathing. Otolaryngol head Neck Surg 2002; 127:13-21.

14. Quo SD, Pliska BT, Huynh N. Oropharyngeal Growth and Skeletal Malformations. In: PRINCIPLES AND PRACTICE OF SLEEP MEDICINE. 6. ed. Elsevier, 2017. 143, 1401. ISBN: 978-0-323-24288-2.

15. Gottlieb DJ, Punjabi NM. Diagnosis and Management of Obstructive Sleep Apnea: A Review. JAMA. 2020 Apr 14;323(14):1389-1400. doi: 10.1001/jama.2020.3514. PMID: 32286648.

16. Zonato AI, Bittencourt LR, Martinho FL, Santos JF Júnior, Gregório LC, Tufik S. Association of Systematic Head and NeckPhysical Examination With Severity of Obstructive Sleep Apnea–Hypopnea Syndrome. Laryngoscope, 2003;113(6):973-80.

5

Polissonografia

Stella Marcia Azevedo Tavares
Maíra Medeiros Honorato Ferrari
Leonardo Ierardi Goulart
Leticia Maria Santoro Franco Azevedo Soster

OBJETIVOS DE APRENDIZAGEM

- Descrever os tipos de monitorização e parâmetros analisados na polissonografia.
- Reconhecer as indicações e contraindicações da polissonografia.
- Avaliar os dados polissonográficos.

INTRODUÇÃO

A polissonografia (do grego *polis* = "muitos"; latim *somnus* = "sono"; grego *grafos* = "grafia, escrita" – PSG) é o registro simultâneo e contínuo de múltiplas variáveis fisiológicas, sendo uma ferramenta essencial para avaliação, diagnóstico e estudos do sono e de seus transtornos.

PARÂMETROS MONITORIZADOS NA PSG

Vários parâmetros fisiológicos podem ser monitorizados na PSG, entre outros que serão registrados conforme protocolos definidos pelos dados clínicos e o objetivo do exame. Segundo o Manual de Estagiamento da Academia Americana de Medicina do Sono (AASM, 2020),[1] algumas variáveis devem ser avaliadas em todos os exames, como mostra o Quadro 5.1.

Quadro 5.1. Parâmetros recomendados para PSG

1. Derivações do Eletrencefalograma (EEG)	Recomendado
eletrodos nas regiões frontais F (F3, F4), centrais (C3, C4) e occipitais (O1, O2) referenciados com eletrodo na região da mastoide contralateral (M1, M2 ou A1, A2)	
2. Derivações do Eletrooculograma (EOG)	Recomendado
dois eletrodos, um no canto ocular externo direito e outro no esquerdo	
3. Eletromiograma (EMG) da região submentoniana	Recomendado
dois eletrodos, sendo um acima do osso da mandíbula e outro abaixo	
4. Derivações do Eletromiograma das pernas	Recomendado
registro do músculo tibial anterior bilateralmente, com 2 eletrodos em cada perna	
5. Sinais do fluxo de ar	Recomendado
Sensor térmico oronasal (termistor, termopar), transdutor de pressão nasal, e em exames para titulação de PAP (pressão aérea positiva) é indicado o sensor de fluxo do dispositivo do próprio PAP	
6. Sinais do esforço respiratório	Recomendado
Pletismografia respiratória por indução (*respiratory inductive plethysmography – RIP*)	
7. Saturação de oxigênio	Recomendado
Oximetria de pulso	
8. Posição corporal	Recomendado
9. Eletrocardiograma (ECG)	Recomendado
Derivação recomendada é D2 modificada, com o eletrodo negativo no ponto médio abaixo da clavícula direita e o positivo no tórax esquerdo na linha axilar anterior no 6° ou 7° espaço intercostal	
10.Vídeo - PSG sincronizada	Recomendado

A Figura 5.1 mostra uma montagem básica em PSG.

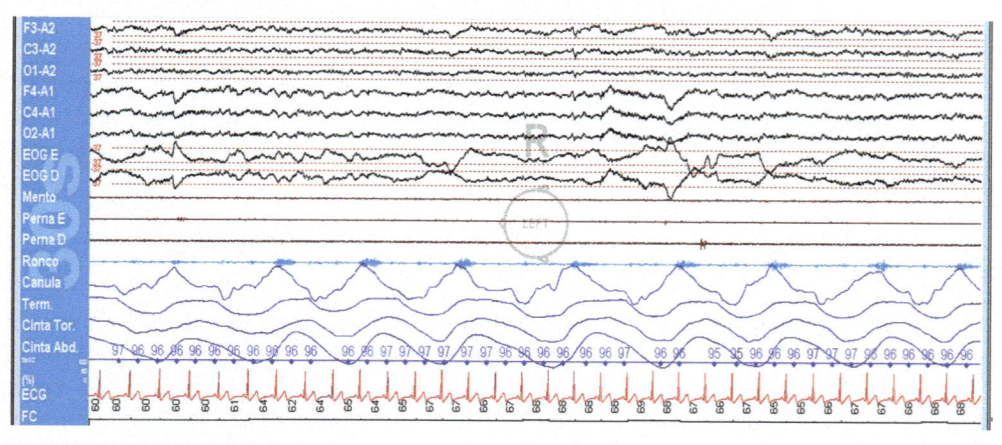

Figura 5.1. Montagem básica.

EOG E: eletrooculograma esquerdo; EOG D: eletrooculograma direito; Perna E: perna esquerda; Perna D: perna direita; Cinta Tor.: cinta torácica; Cinta Abd.: Cinta abdominal; SpO$_2$: saturação arterial da oxi-hemoglobina; ECG: Eletrocardiograma; FC: Frequência cardíaca.

Fonte: Cedido por Laboratório de Sono do Hospital Israelita Albert Einstein.

TIPOS DE MONITORIZAÇÃO

Existem quatro tipos (níveis) de monitorização polissonográfica que diferem entre si de acordo com a quantidade de variáveis monitorizadas (Quadro 5.2). Outras modalidades de monitorização (por exemplo, tonometria arterial periférica e poligrafia tipo 4 estão descritas no Capítulo 9.

Quadro 5.2. Tipo de Monitorização Polissonográfica

Tipo	Parâmetros analisados	Acompanhamento técnico
1	EEG, EOG, EMG mento; EMG pernas; fluxo aéreo (cânula de pressão nasal e sensor térmico oronasal); esforço respiratório, saturação da oxi-hemoglobina, sensor de posição, ECG	Sim
2	EEG, EOG, EMG mento; EMG pernas; fluxo aéreo (cânula de pressão nasal e sensor térmico oronasal); esforço respiratório, saturação da oxi-hemoglobina, sensor de posição; ECG	Não
3	Mínimo 4, incluindo fluxo aéreo, movimento respiratório, frequência cardíaca ou ECG e saturação da oxi-hemoglobina	Não
4	Mínimo 1 parâmetro, geralmente saturação da oxi-hemoglobina	Não

Legenda: EEG: eletrencefalograma; EOG: eletrooculograma; EMG: eletromiograma; ECG: eletrocardiograma.

Os 4 tipos descritos atualmente são:[2]

- Tipo 1: registro de noite inteira, realizado em um laboratório especializado, com avaliação de múltiplos parâmetros fisiológicos (neurofisiológicos, cardiorrespiratórios e outros), sob supervisão contínua de um técnico habilitado em PSG. É considerado o padrão-ouro para avaliação dos transtornos do sono.
- Tipo 2: registro de variáveis neurofisiológicas e cardiorrespiratórias (mesmas do tipo 1), realizado no domicílio do paciente, sem a supervisão de profissional habilitado. Esta modalidade não é indicada para avaliação de comportamentos anormais durante o sono e não deve ser realizada para titulação de pressão positiva contínua na via aérea (CPAP).
- Tipo 3: denominado de "monitoração cardiorrespiratória", "registro portátil", "poligrafia", é indicado exclusivamente para avaliação de casos com alta probabilidade de apneia do sono moderada a grave.[3] Este tipo de monitorização não é indicado em casos de doenças cardiorrespiratórias graves, hipoventilação diurna/noturna, doenças neuromusculares com fraqueza de musculatura respiratória, uso crônico de opioides e história de insônia.
- Tipo 4: geralmente 1 a 2 parâmetros, indicado como triagem para apneia do sono ou em casos de apneia grave.

LEMBRAR

Quando se solicita uma PSG, é essencial conhecer os tipos de avaliação para que se solicite o exame mais adequado para cada caso, considerando que alguns fenótipos da apneia do sono (relação com sono REM, decúbito e despertabilidade durante os eventos)[4] são descritos pela avaliação polissonográfica tipos 1 e 2.

As indicações de PSG estão descritas no Quadro 5.3.[5]

Quadro 5.3. Indicações da Polissonografia

Indicações da PSG	Nível de Evidência/Nível de Recomendação
Suspeita dos transtornos respiratórios do sono	A/classe I
Titulação de Pressão Aérea Positiva (PAP) em pacientes com o diagnóstico polissonográfico de transtornos respiratórios do sono	A/classe I
Seguimento de tratamento de transtorno respiratório do sono	A/classe I
Narcolepsia: PSG basal seguida do teste das múltiplas latências do sono	A/classe I
Suspeita de transtorno dos movimentos periódicos dos membros	B/classe II b
Insônia refratária ao tratamento ou insônia com suspeita de má percepção do estado de sono	C/classe II b
PSG com vídeo e EEG completo: indicada na suspeita de parassonias com comportamento atípico, violento ou frequência acentuada causando risco para o paciente ou terceiros	C/classe II b

MODALIDADES DE EXAMES

Considerando-se a PSG tipo 1, existem essencialmente três modalidades de exame para a avaliação dos transtornos respiratórios do sono:

- PSG basal diagnóstica.
- PSG para titulação de pressão positiva em via aérea (PAP).
- PSG *split-night* (noite dividida).

INDICAÇÃO

A PSG com EEG completo é indicada em casos de parassonias, transtornos de movimento e suspeita de epilepsia. O teste das latências múltiplas do sono (TLMS) é um exame diurno indicado principalmente para o diagnóstico diferencial de narcolepsia. A PSG para titulação de PAP está indicada nos casos de transtornos respiratórios do sono em que a PAP é a opção terapêutica.

A rotina de titulação de PAP inicia-se com uma fase de adaptação do paciente à modalidade terapêutica ("dessensibilização") em que a máscara e o aparelho são demonstrados para o paciente acordado, juntamente com orientação sobre o efeito do dispositivo no transtorno respiratório do sono. Em seguida, com o paciente dormindo, inicia-se o aumento gradual da pressão até que se tenha controle adequado dos eventos respiratórios. A máscara inicialmente indicada é a nasal e a modalidade terapêutica inicial o CPAP.

LEMBRAR

Durante o exame de titulação de PAP são estabelecidos os melhores ajustes de máscara, modo ventilatório e o nível pressórico para o controle mais eficaz dos eventos respiratórios.[6]

A PSG na modalidade *split-night* (noite dividida) consiste em um registro dividido em duas etapas: na primeira metade da noite, é para diagnóstico e na segunda metade da noite é terapêutica (titulação de PAP).[6] Uma vez que na modalidade noite dividida, tanto o tempo para diagnóstico quanto a oportunidade para ajuste terapêutico estão reduzidos, com impacto na sensibilidade e especificidade do método, é imprescindível que existam critérios rígidos para a indicação e contraindicação dessa modalidade (Quadros 5.4).

Quadro 5.4. Indicações e contraindicações da PSG *split night*

Indicações	Contraindicações
Alta suspeita de transtorno respiratório do sono com todos os seguintes aspectos: • Ronco • Pausas respiratórias testemunhadas • Sintomas/condições associadas a transtornos respiratórios do sono (sonolência diurna excessiva, fadiga, síndrome metabólica e outros) • Indícios clínicos de potencial boa adesão terapêutica ao PAP	• Comorbidades cardiovasculares e neurológicas • PSG basal recente (menos de um ano) com baixa probabilidade de mudança posterior ao último exame • Alto risco de má adaptação ao PAP (ansiedade, baixo nível de esclarecimento com relação a essa modalidade de tratamento etc.) • Insônia • Índice de apneias centrais acima de 5/h ou evidência clínica de padrão respiratório periódico (Cheyne-Stokes)

Uma vez realizado o registro de acordo com os critérios de indicação e contraindicação, é necessário o preenchimento dos critérios de confiabilidade (Quadro 5.5) para que haja pleno suporte do exame ao acompanhamento clínico do paciente.

Quadro 5.5. Critérios para a realização de PSG *Split-Night*

Critérios	Nível de evidência
IAH > 40/hora em pelo menos duas horas de polissonografia diagnóstica	A
Pelo menos 3 horas de titulação de CPAP	A
Está documentado que o CPAP elimina ou quase elimina os eventos respiratórios durante sono REM e decúbito dorsal	A
Deve ser realizada PSG com titulação de noite inteira se os critérios "b" e "c" acima não forem preenchidos	A

ATENÇÃO

A realização da modalidade noite dividida fora das recomendações pode acarretar em dano para o paciente como, por exemplo, pouco tempo de exame em cada parte sem se obter um diagnóstico correto e/ou pressão adequada do PAP. Nestes casos, haverá necessidade de novos exames de polissonografia basal e titulação de noite inteira.

CUIDADOS ESPECIAIS PARA A REALIZAÇÃO DE PSG

Para se obter um melhor resultado da PSG, alguns cuidados devem ser seguidos. O paciente não deve estar fora do seu estado natural de saúde, devendo manter hábitos de vida conforme sua rotina e o exame não deve ser realizado na vigência de quadro gripal ou febril, após privação prévia de sono, após regimes irregulares de sono e mudança de fuso horário.

O uso de psicotrópicos pelos pacientes que serão submetidos a PSG deve ser mantido de acordo com a rotina dos pacientes. Entretanto, se houver necessidade de retirada deste tipo de droga, recomenda-se a suspensão da medicação previamente ao exame por um período superior a cinco vezes a meia-vida da droga em questão, geralmente 14 dias.

LEMBRAR

Medicações como antidepressivos, antipsicóticos, hipnóticos causam interferência na arquitetura de sono, e a suspensão abrupta pode levar a rebote de fases de sono, principalmente de sono REM, e a alterações do sono como dificuldade para dormir.

Não existe um consenso na literatura sobre o tempo ideal de realização da PSG no pós--operatório cirúrgico da via aérea superior (VAS) e craniofacial. Seguindo a recomendação de algumas diretrizes e consensos já realizados, sugere-se que o controle pós-operatório com exame de PSG para cirurgias de VAS, deva ser realizado num prazo mínimo de três meses, e das cirurgias craniofaciais após no mínimo 6 meses.[7,8]

AVALIAÇÃO POLISSONOGRÁFICA

A PSG é um exame que fornece muitos dados. Assim, o profissional que interpreta e lauda a PSG deve colocar todas as informações relevantes obtidas durante a noite e o profissional que recebe o exame precisa saber o que extrair dos dados.

MÉTODO

No laudo da PSG, devem constar:

- Dados da arquitetura de sono.

- Eventos (motores, respiratórios) e seus índices.

- Dados da saturação de oxi-hemoglobina.
- Achados do ECG.
- Atividades anormais registrada no EEG (p. ex., padrão alfa-delta; achados epileptiformes).
- Presença de eventos comportamentais (p. ex., sonambulismo, bruxismo).
- Informações de titulação de PAP.

Se for pertinente, devem ser mencionadas anotações feitas pelos pacientes nos questionários preenchidos na realização do exame para comparação de dados subjetivos com os objetivos.

LEMBRAR

Um ponto essencial é a análise dos gráficos (Figuras 5.2) e tabelas que acompanham o laudo. Eles são fundamentais para uma compreensão mais completa do exame.

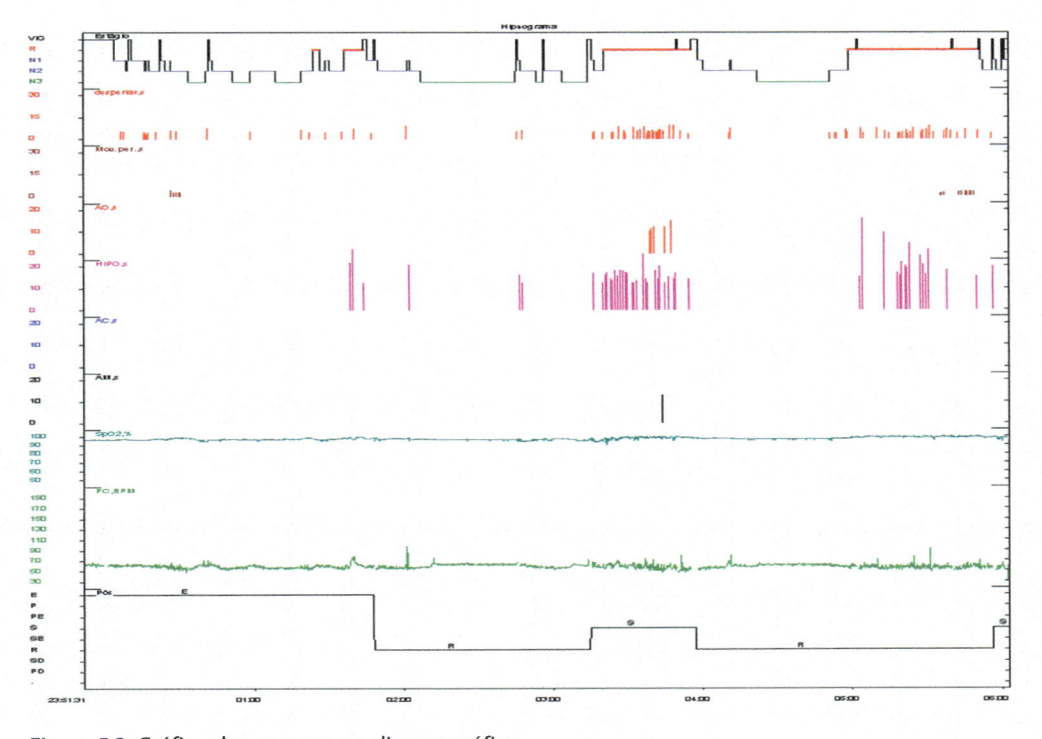

Figura 5.2. Gráfico de um exame polissonográfico.

Fonte: Cedido por Laboratório de Sono do Hospital Israelita Albert Einstein.

ARQUITETURA DE SONO

O estagiamento de vigília-sono é feito através do registro simultâneo do EEG, EOG e EMG do queixo, utilizando a seguinte terminologia:

- Estágio W (vigília).
- Sono NREM com os estágios N1, N2 e N3.
- Estágio R (REM – *rapid eyes movements*).

Arquitetura de sono é a alternância destes estágios durante o registro e consta dos seguintes parâmetros:[1]

- Tempo total de registro: intervalo entre "boa noite e bom dia".
- Latência de sono: tempo entre "boa noite" e o início do sono.
- Latência de sono REM: tempo entre início do sono e início do 1º REM.
- Tempo total de sono: tempo de registro - tempo em vigília.
- Tempo total de vigília: tempo de registro - tempo em sono.
- Tempo acordado após início do sono (WASO – *wake after sleep onset*): tempo total de registro – latência de sono – tempo total de sono.
- Eficiência de sono: porcentagem do tempo total de sono em relação ao tempo total de registro.
- Estágios de sono: são calculados o tempo em cada estágio e a porcentagem em relação ao tempo total de sono.

Os valores de normalidade no adulto jovem estão no Quadro 5.6.

Quadro 5.6. Valores de normalidade em adulto jovem

Latência do sono: < 30 minutos
Latência REM: 70 a 120 minutos
Tempo de vigília após o início do sono: < 30 minutos
Eficiência do sono: > 85%
  Porcentagem dos estágios do sono:
    N1: até 8%
    N2: 45 a 55%
    N3: 15-25%
    Sono REM: 20-25%
  Microdespertares: < 10/hora
  Índice de movimentos periódicos de membros: até 15/hora
  Índice de apneias-hipopneias: < 5/hora

EVENTOS E ÍNDICES

Um dado utilizado em PSG é o "índice" que é o número total de um determinado evento por hora de sono. Os principais eventos computados são:

- Microdespertares: são despertares breves durante a noite com duração menor do que 15 segundos. O índice considerado normal é de até 10/hora de sono.
- Movimentos periódicos de pernas durante o sono: consistem de movimentos repetitivos captados no registro do músculo tibial anterior. O índice considerado normal em adultos jovens é < 15/hora de sono.
- Eventos respiratórios: são divididos em apneias e hipopneias de acordo com o registro da cânula de pressão nasal e sensor térmico oronasal, e classificados em obstrutivos, centrais e mistos através do registro do esforço respiratório.

LEMBRAR

O microdespertar é um indicador importante de despertabilidade e da qualidade do sono.

Os eventos respiratórios podem ser computados pelos os despertares relacionados ao esforço respiratório (RERAs), mas conforme o manual padrão de estagiamento, sua contagem é opcional.

O índice de apneias-hipopneias (IAH) é um parâmetro que já foi modificado algumas vezes e atualmente os valores aceitos são:[9]

- Normal < 5/hora de sono.
- Grau leve 5-15/hora de sono.
- Grau moderado 15-30/hora de sono.
- Grave ≥ 30/hora de sono.

O índice de distúrbio respiratório (IDR) inclui RERAs em sua contagem e segue os mesmos critérios de classificação do IAH.

LEMBRAR

Ao se analisar o IAH, é importante avaliar a distribuição dos eventos conforme o decúbito, estágios de sono, dessaturação da oxi-hemoglobina, variabilidade cardíaca, relação com despertares/microdespertares, recomendando-se que sempre seja feita uma análise das tabelas e gráficos apresentados no laudo do exame (Figura 5.3).

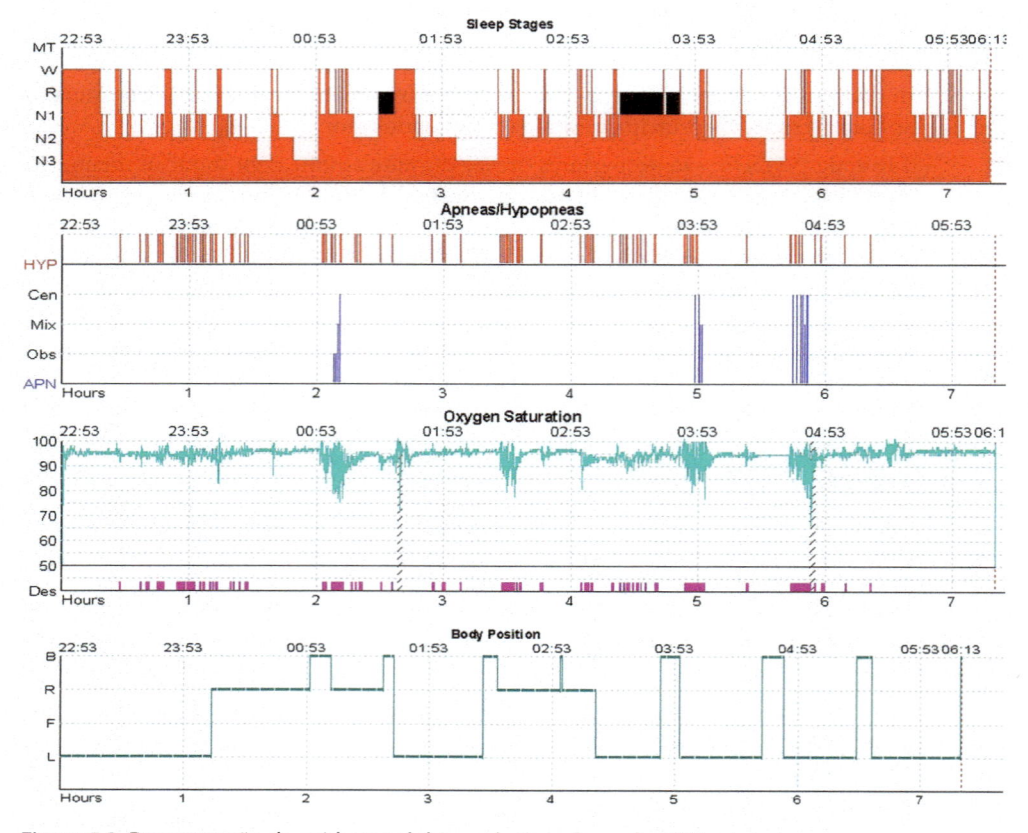

Figura 5.3. Dessaturação da oxi-hemoglobina relacionada ao decúbito dorsal.

Sleep Stages: estágios do sono; MT: tempo em movimento; W: vigília; Apneas/Hypopneas: apneias/hipopneias; HYP: hipopneia; Cen: central; Mix: mista; Obs: obstrutiva; APN: apneias; Oxygen Saturation: saturação de oxi-hemoglobina; Body Position: posição corporal; B: dorsal; R: lateral direito; F: ventral: L: lateral esquerdo: Hours: horas.

Fonte: Cedido por Laboratório de Sono do Hospital Israelita Albert Einstein.

Poligrafias 3 e 4

Nas poligrafias tipo 3 e 4, o IAH é calculado pelo tempo total de registro, uma vez que estas modalidades não avaliam o sono. Como o tempo total de sono geralmente é menor do que o tempo total de registro, a classificação da gravidade pode estar subestimada com este tipo de registro.

Titulação de PAP e *split night*

Nos laudos para titulação de PAP, devem constar a pressão ideal (resposta do IAH, de ronco, SaO$_2$, despertares), máscara utilizada e as tabelas e gráfico das pressões avaliadas durante a noite. No exame *split night*, é necessário colocar os resultados da avaliação sem e com PAP.

Outros dados no exame polissonográfico

O laudo da PSG também deve incluir:

- Identificação: nome, idade, sexo.
- Peso e altura.
- Data do exame.
- Tipo de exame (basal, PAP, *split*, com aparelho intraoral, etc.).
- Medicações em uso (pelo menos as que alteram a arquitetura de sono).
- Ocorrências durante a noite (p. ex., cefaleia, paciente retirou aparelho intraoral, não tolerou PAP, etc.).

PONTOS DE DESTAQUE

- Existem tipos diferentes de monitorização do sono de acordo com os parâmetros registrados, classificados em tipos 1, 2, 3 e 4.
- É essencial conhecer os diferentes tipos de avaliação do sono para a indicação correta do exame.
- A PSG tipo 1 é o padrão-ouro para avaliar transtornos respiratórios do sono.
- PSG *split-night* tem indicações limitadas.
- Ao se avaliar um laudo de PSG, é essencial analisar os gráficos e tabelas.

REFERÊNCIAS

1. AASM Manual for the Scoring of Sleep and Associated Events. Version 2.6. Version 2.6 January 10, 2020).

2. Kapur K, Auckley DH, Chowdhuri S, Kuhlmann DC, Mehra R, Ramar K, et al. Clinical Practice Guideline for Diagnostic Testing for Adult Obstructive Sleep Apnea: An American Academy of Sleep Medicine Clinical Practice Guideline Journal of Clinical Sleep Medicine. 2017, 13: 479-504.

3. Rosen IM, Kirsch DB, Carden KA, Malhotra RK, Ramar K, Aurora RN, et al; American Academy of Sleep Medicine Board of Directors. Clinical use of a home sleep apnea test: an updated American Academy of Sleep Medicine position statement. J Clin Sleep Med. 2018;14(12):2075-7.

4. Malhotra RK, Kirsch DB, Kristo DA, Olson EJ, Aurora RN, Carden KA, et al; American Academy of Sleep Medicine Board of Directors. Polysomnography for Obstructive Sleep Apnea Should Include Arousal-Based Scoring: An American Academy of Sleep Medicine Position Statement. J Clin Sleep Med. 2018 14(7): 1245-7.

5. Kushida CA, Littner MR, Morganthaler T, et al. Practice parameters for the indications for polysomnography and related procedures: An update for 2005. Sleep. 2005;28:499-519.

6. Kushida CA, Chediak A, Berry RB, Brown LK, Gozal D, Iber C,et al. Clinical guidelines for the manual titration of positive airway pressure in patients with obstructive sleep apnea. J Clin Sleep Med. 2008; 4:157-71.

7. Zancanella E, Haddad FM, Oliveira LA, Nakasato A, Duarte BB, Soares CF, et al; Associação Brasileira de Otorrinolaringologia e Cirurgia Cérvico-Facial; Academia Brasileira de Neurologia;

Sociedade Brasileira de Cardiologia; SociedadeBrasileira de Pediatria; Sociedade Brasileira de Pneumologia e Tisiologia.Obstructive sleep apnea and primary snoring: treatment. Braz J Otorhinolaryngol. 2014;80(1 Suppl 1):S17-28. English, Portuguese. Erratum in: Braz J Otorhinolaryngol. 2014;80(5):458. Drager, L [corrected to Drager, L F].

8. Aurora RN, Casey KR, Kristo D, Auerbach S, Bista SR, Chowdhuri S, et al. Morgenthaler and M. American Academy of Sleep. Practice parameters for the surgical modifications of the upper airway for obstructive sleep apnea in adults. Sleep. 2010; 33(10): 1408-13.

9. American Academy of Sleep Medicine. International Classification of Sleep Disorders 3rd edDarien, IL: American Academy of Sleep Medicine, 2014.

6

Imagens

Daniel Vaccaro Sumi
Regina Lúcia Elia Gomes
Hugo Luis de Vasconcelos Chambi Tames

QUESTIONAMENTOS NORTEADORES

- Quais exames de imagem podem ser utilizados na avaliação de apneia obstrutiva do sono (AOS)?
- Qual o papel da imagem na avaliação da AOS?
- Qual o papel dos aspectos anatômicos na AOS?

INTRODUÇÃO

A Apneia Obstrutiva do Sono (AOS) é uma condição cujo diagnóstico é feito pelos dados clínicos e por exames como a polissonografia. Embora exames de imagem não façam parte dos critérios diagnósticos dessa condição, eles podem ser úteis tanto na localização do ponto de maior estreitamento das vias aéreas como na identificação de outras condições obstrutivas que podem contribuir para a AOS, como por exemplo lesões neoplásicas, inflamatórias ou congênitas.

TOMOGRAFIA COMPUTADORIZADA

A tomografia computadorizada (TC) é o método de imagem mais comumente utilizado para a avaliação de pacientes com AOS. As TCs realizadas com aparelhos de multidetectores permitem reformatação em diversos planos, realização de imagens tridimensionais (Figura 6.1) e volumetria da via aérea superior.

Em comparação com a ressonância magnética (RM), os aparelhos de TC não geram sensação de desconforto em pacientes claustrofóbicos e não há limitações de utilização em pacientes com material metálico. Além disso, nos exames para AOS, não é necessário o uso de meio de contraste venoso.

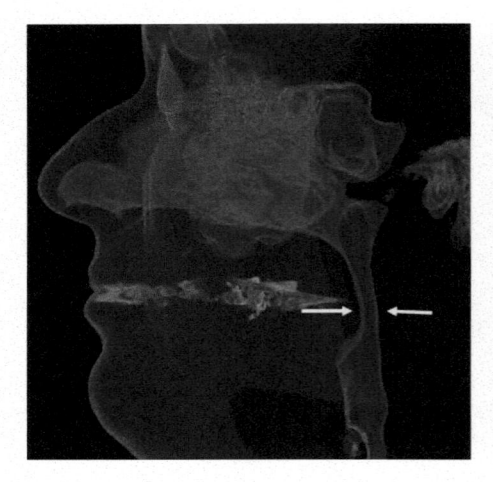 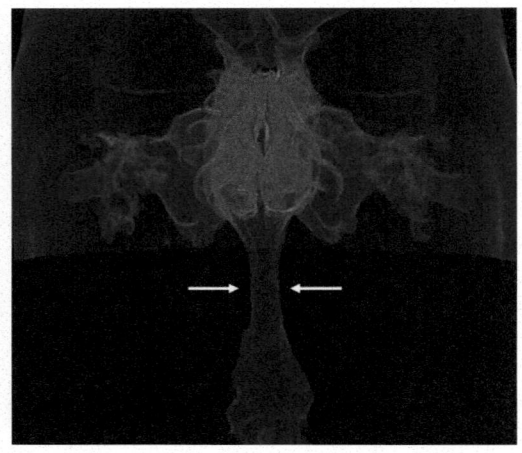

Figura 6.1. Reconstrução 3D de exame de TC. Nota-se estreitamento da via aérea faríngea retropalatal, no sentido anteroposterior (setas amarelas) e no sentido laterolateral (setas brancas).

Fonte: Acervo da autoria.

LEMBRAR

A vantagem da TC é ser um exame rápido e que avalia não apenas as estruturas ósseas, mas também os tecidos de partes moles da face. Já sua desvantagem é a radiação ionizante, mas técnicas de redução de dose podem ser usadas.

INDICAÇÃO

Na aquisição das imagens dos exames de TC em pacientes com AOS deve-se incluir o osso hioide, uma vez que essa estrutura representa a base de sustentação da língua e cujo posicionamento está relacionado à AOS.

Avaliação das estruturas faciais na TC em adultos (Figura 6.2):[1,2]

- Palato mole: é mensurado em seu comprimento e espessura. Considera-se como normal um comprimento máximo de até 4,0 cm e espessura de até 1,0 cm.
- Língua: é medida em seu comprimento (normal até 8,0 cm) e em sua largura (normal até 5,0 cm).
- Osso hioide: sua posição é medida traçando-se uma linha perpendicular, de sua margem superior até o plano mandibular (linha paralela à margem inferior do corpo mandibular). Pode-se utilizar a radiografia digital de referência da TC (*scout*) para fazer essa medida. Admite-se como normal um valor de até 1,8 cm.
- Coluna aérea faríngea: sua área é medida em seu ponto de maior estreitamento. Considera-se como normal um valor mínimo de 1 cm². Avalia-se também sua conformação e as estruturas faríngeas que podem reduzir sua amplitude, tais como as paredes laterais da orofaringe, as tonsilas linguais e a gordura do espaço pré-epiglótico.

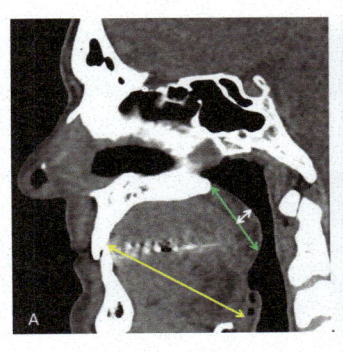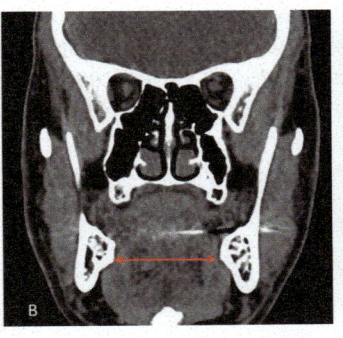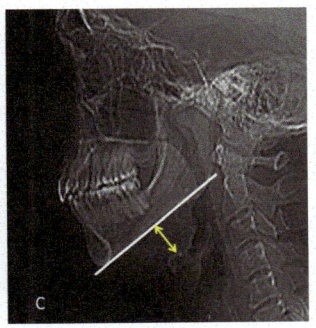

Figura 6.2. A) Imagem de TC no plano sagital mostra a mensuração do palato mole (comprimento: seta verde e espessura: seta branca) e do comprimento da língua (seta amarela). B) Imagem de TC no plano coronal mostra a medida do diâmetro laterolateral da língua (seta vermelha). C) Imagem da radiografia digital de planejamento (*scout*) demonstra a medida da distância entre o plano mandibular (linha branca) e a margem superior do osso hioide (seta amarela).

Fonte: Acervo da autoria.

Vários estudos demonstram que pacientes adultos com AOS em geral apresentam palato mole alongado e espessado, língua de dimensões aumentadas e osso hioide rebaixado, em comparação com indivíduos sem apneia. Essas alterações anatômicas favorecem a redução do calibre da coluna aérea faríngea.[1,3,4]

A coluna aérea faríngea normalmente apresenta seu diâmetro laterolateral (largura) maior que o diâmetro anteroposterior. Essa conformação é comumente perdida nos pacientes com AOS, adquirindo aspecto arredondado nos casos de AOS leve e, nos casos mais graves, com seu diâmetro anteroposterior maior que o laterolateral. Isto ocorre principalmente pelo aumento das paredes laterais da orofaringe, seja por aumento das tonsilas palatinas ou por aumento dos planos adiposos do espaço parafaríngeo adjacente (Figura 6.3).

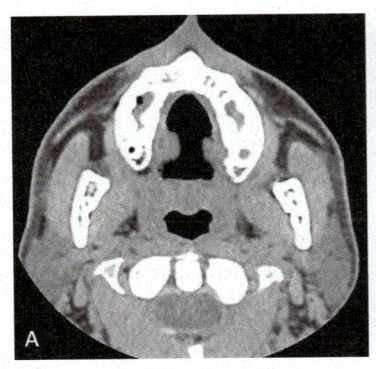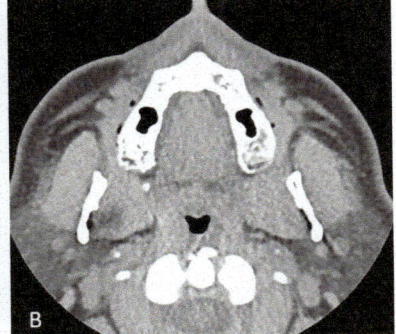

Figura 6.3. Imagens de TC no plano axial. A) indivíduo sem AOS. B) paciente com AOS. Nota-se perda da conformação usual da coluna aérea faríngea, além de redução acentuada de seu calibre.

Fonte: Acervo da autoria

O osso hioide sustenta a base da língua e a musculatura faríngea e suspende a epiglote, laringe, esôfago e traqueia. Por este motivo, quando se encontra rebaixado, a língua tende a aumentar seu diâmetro craniocaudal, alongando a orofaringe e reduzindo a coluna aérea faríngea posteriormente (Figura 6.4).

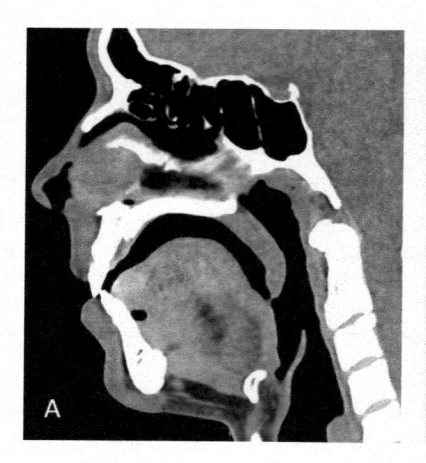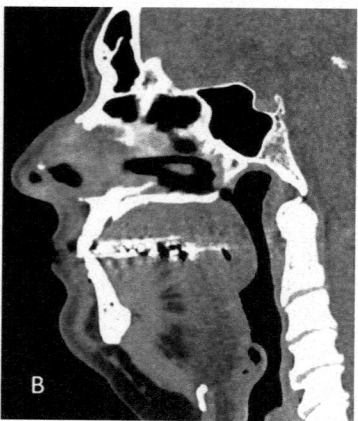

Figura 6.4. Imagens de TC no plano sagital. A) Paciente sem AOS. B) Paciente com AOS, apresentando palato mole espessado e rebaixamento do osso hioide, com verticalização da língua.

Fonte: Acervo da autoria

A obesidade é comumente relacionada aos roncos e à AOS. Em muitos casos, observa-se aumento do tecido adiposo nos espaços parafaríngeos e na região pré-epiglótica, que frequentemente reduzem a coluna aérea local, mesmo que outras estruturas como o palato mole ou o osso hioide apresentem dimensões e posição normais. A língua pode apresentar acúmulo de tecido adiposo, o que causa aumento das suas dimensões.

LEMBRAR

Outros fatores que obstruem a via aérea superior, como desvios acentuados do septo nasal e pólipos nasais, retrognatia e malformações faciais também podem ser identificados pela TC.

Existem poucos dados na literatura relacionando a AOS em crianças e adolescentes com mensurações das estruturas acima descritas.[4] Nesses pacientes, avalia-se o calibre da coluna aérea faríngea e eventuais fatores obstrutivos.

RESSONÂNCIA MAGNÉTICA

A ressonância magnética (RM) também pode ser utilizada na avaliação dos pacientes com AOS.

LEMBRAR

Entre as vantagens da RM, destaca-se a melhor definição das estruturas de partes moles da face e a possibilidade de realização de aquisições dinâmicas, com visualização das mudanças de calibre da coluna aérea durante a inspiração e expiração. Entretanto, o tempo prolongado de exame, a maior suscetibilidade a artefatos decorrentes de movimentação do paciente, as limitações ao seu uso em pacientes com materiais cirúrgicos metálicos, a necessidade de sedação em pacientes claustrofóbicos e o alto custo constituem desvantagens importantes em relação à TC (Figura 6.5).

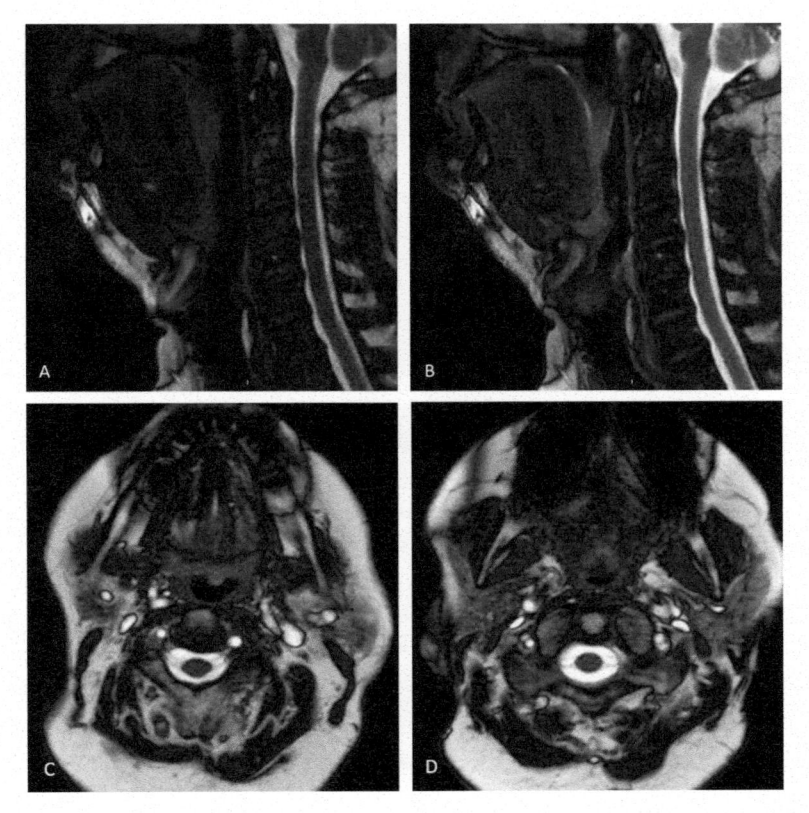

Figura 6.5. Imagens de RM com sequência dinâmica nos planos sagitais (A e B) e axiais (C e D) evidenciam redução do calibre da coluna aérea faríngea (imagens B e D) durante a respiração. Notam-se ainda palato mole espessado e rebaixamento do osso hioide com verticalização da língua.

Fonte: Acervo da autoria

A mensuração das estruturas faciais é idêntica à realizada na TC. Tanto a TC quanto a RM permitem a identificação de outras condições mais raras que podem reduzir a coluna aérea, como por exemplo pólipos nasais, adenomas pleomórficos, dermoides e osteocondromas.

CEFALOMETRIA (RADIOGRAFIAS SIMPLES)

CONCEITO

A cefalometria é o estudo das medidas e relações entre as estruturas ósseas craniofaciais, utilizando pontos de referência anatômicos.

É realizada com uma radiografia simples em perfil que abrange toda a face e inclui o osso hioide. Permite avaliar a relação entre a maxila e a mandíbula, o comprimento da língua, a coluna aérea faríngea e a posição do osso hioide.

LEMBRAR

A Cefalometria é um estudo que emite muito pouca radiação ionizante, porém apresenta como importante limitação ser um método de imagem que sobrepõe estruturas ósseas e de partes moles, o que prejudica a identificação detalhada de eventuais fatores obstrutivos nas vias aéreas.

LIMITAÇÕES

A AOS é uma condição cujo surgimento e desenvolvimento envolvem outros fatores além das alterações anatômicas.

Embora a maioria dos pacientes com AOS apresente uma ou mais alterações anatômicas como as descritas, há pacientes nos quais tais alterações não estão presentes. Fatores como tônus muscular e alterações neurológicas devem ser levados em consideração.

Além disso, há diferenças na musculatura faríngea e na coluna aérea entre o estado de vigília (em que os exames de imagem são rotineiramente realizados) e o sono, que é quando a AOS ocorre. Estudos de imagem realizados com pacientes em vigília e durante o sono revelam que em muitos casos há redução da coluna aérea faríngea durante o sono que não é identificada em pacientes em vigília.[6,7]

ATENÇÃO

Apesar dos métodos de imagem não fazerem parte do diagnóstico da AOS, eles podem ser úteis na localização do sítio de maior estreitamento da via aérea e na identificação de eventuais lesões obstrutivas, provendo ao clínico ou cirurgião dados úteis para o tratamento adequado.

PONTOS-CHAVE

- A TC é o método de imagem mais utilizado para a avaliação da AOS.
- Embora forneça imagens com maior resolução, a RM tem limitações consideráveis em relação à TC.

REFERÊNCIAS

1. Yucel A, Unlu M, Haktanir A, Acar M, Fidan F. Evaluation of the upper airway cross-sectional area changes in different degrees of severity of obstructive sleep apnea syndrome: cephalometric and dynamic CT study. AJNR Am J Neuroradiol. 2005;26:2624-9. PMID: 16286412; PMCID: PMC7976204.

2. Sakat MS, Sütbeyaz Y, Yüceler Z, Kantarci M, Kilic K, Kurt S. Cephalometric Measurements With Multislice Computed Tomography in Patients With Obstructive Sleep Apnea Syndrome. J Craniofac Surg. 2016;27:82-6. doi: 10.1097/SCS.0000000000002267. PMID: 26745191.

3. Whyte A, Gibson D. Imaging of adult obstructive sleep apnoea. Eur J Radiol. 2018;102:176-87. doi: 10.1016/j.ejrad.2018.03.010. PMID: 29685533.

4. Chen H, Aarab G, de Ruiter MH, de Lange J, Lobbezoo F, van der Stelt PF. Three-dimensional imaging of the upper airway anatomy in obstructive sleep apnea: a systematic review. Sleep Med. 2016;21:19-27. doi: 10.1016/j.sleep.2016.01.022. PMID: 27448467.

5. Slaats MA, Van Hoorenbeeck K, Van Eyck A, et al. Upper airway imaging in pediatric obstructive sleep apnea syndrome. Sleep Med Rev. 2015;21:59-71. doi: 10.1016/j.smrv.2014.08.001. PMID: 25438733.

6. Wang YL, Mcdonald JP, Liu YH, Pan KF, Zhang XH, Hu RD. Analysis of the dynamic changes in the soft palate and uvula in obstructive sleep apnea-hypopnea using ultrafast magnetic resonance imaging. Genet Mol Res. 2014;13:8596-608. doi: 10.4238/2014.January.24.16. PMID: 24615086.

7. Heo JY, Kim JS. Correlation between severity of sleep apnea and upper airway morphology: Cephalometry and MD-CT study during awake and sleep states. Acta Otolaryngol. 2011;131:84-90. doi: 10.3109/00016489.2010.514007. PMID: 20961210.

7

Sonoendoscopia

Marcia Jacomelli
Marcelo Gervilla Gregório

QUESTIONAMENTOS NORTEADORES

- Como se realiza uma sonoendoscopia?
- Quais as indicações, contraindicações e possíveis complicações da sonoendoscopia?

INTRODUÇÃO

O termo sonoendoscopia faz referência a endoscopia da via aérea superior (VAS) com sono induzido por drogas, do inglês *Drug-induced sleep endoscopy* (DISE). É um método complementar de diagnóstico cuja finalidade é avaliar a localização e o grau de colapso em toda a extensão da faringe e laringe, bem como os sítios de vibração (ronco), para melhor entendimento da dinâmica da VAS em pacientes com apneia obstrutiva do sono (AOS).

HISTÓRICO

Em meados da década de 1980, até recentemente, a avaliação da VAS na AOS era realizada, em consultório médico, com o paciente acordado e sentado, por meio de um fibroscópio posicionado nas regiões retropalatal e retrolingual, utilizando-se a Manobra de Muller (esforço inspiratório realizado pelo paciente, com o nariz ocluído e a boca fechada). Ao longo dos anos tal avaliação se mostrou insuficiente em predizer o sucesso do tratamento cirúrgico proposto (uvulopalatofaringoplastia) com elevados índices de falha terapêutica (em torno de 50%).

As principais críticas em relação à avaliação pré-operatória pela Manobra de Muller são:

- A avaliação com o paciente acordado e sentado.
- As limitações para interpretar o colapso especialmente na região retrolingual devido à mudança de geometria da faringe durante o esforço inspiratório máximo.

- A dificuldade na execução da manobra e também para manter o fibroscópio a uma distância fixa do ponto de avaliação, contribuindo para variações na documentação e interpretação do colapso.

Como forma de melhorar a avaliação da dinâmica da VAS durante o período de sono, Pringle e Croft, na década 1990, introduziram a nasoendoscopia com sono induzido, que posteriormente foi denominada sonoendoscopia (também conhecida por DISE), utilizando medicações sedativas de curta duração e usadas em procedimentos endoscópicos rotineiros.[1] No Brasil, um estudo clínico comparando a obstrução faríngea induzida pela Manobra de Muller e a sonoendoscopia mostrou concordância no colapso retropalatal entre os dois métodos de avaliação, porém maior colapso retrolingual durante a sonoendoscopia.[2]

Um estudo caso-controle publicado posteriormente mostrou boa correlação entre parâmetros da polissonografia convencional (PSG) noturna e a PSG em tempo real ao exame da sonoendoscopia, não havendo diferenças no índice de apneia-hipopneia e a saturação mínima noturna entre os exames, durante a fase não-REM do sono.[3] Além disso, neste estudo a técnica padronizada do exame (incluindo a sedação e a avaliação endoscópica da faringe) foi instituída para uso clínico em nosso meio. Porém, somente nos últimos anos a avaliação de forma simples e objetiva foi melhor descrita, facilitando a documentação e a interpretação dos achados endoscópicos.[4]

Atualmente a sonoendoscopia vem sendo aplicada em diferentes estudos clínicos como, por exemplo, na avaliação pré-tratamento de cirurgias de avanços maxilomandibulares, de faringoplastias e de implantes de estimuladores do nervo hipoglosso, no pré-tratamento com dispositivos intraorais e na avaliação de variações de colapso da faringe de acordo com as mudanças de decúbito durante o sono. Além disso, tem sido descrita sua contribuição em reduzir a indicação de tratamentos cirúrgicos desnecessários, ajustando a estratégia terapêutica nestes pacientes.[5]

INDICAÇÕES

No entanto, faltam evidências que suportem uma forte associação da sonoendoscopia com o sucesso dos diferentes tratamentos propostos, mas os achados endoscópicos parecem contribuir para reduzir a indicação de cirurgias de múltiplos segmentos da faringe.[5,6]

INDICAÇÃO

A sonoendoscopia pode ser indicada como exame complementar na avaliação da VAS de pacientes com AOS, com o objetivo de identificar sítios anatômicos de ronco (vibração) e colapso, bem como na sua graduação, podendo auxiliar na compreensão da dinâmica da via aérea e no planejamento terapêutico.[4,5]

As principais indicações de sonoendoscopia descritas na literatura são:
- Avaliação pré-operatória de cirurgias da faringe em pacientes com AOS.

- Avaliação pós-operatória de pacientes com AOS que tiveram falha ao tratamento cirúrgico realizado.
- Falência ao tratamento com PAP (pressão positiva de via aérea) ou para sua titulação (estudos clínicos). Em pacientes com falência ao tratamento com os aparelhos de PAP a sonoendoscopia serve para identificar padrões de colapso da faringe passíveis de outras formas de tratamento ou com menor resposta ao tratamento.[7]
- Para avaliar a dinâmica da VAS em pacientes candidatos a uso de AIO (aparelho intraoral) e, nestes casos, devendo ser realizada com e sem o dispositivo.[8]
- Na avaliação da VAS com mudanças de decúbito e rotação da cabeça, tentando simular como estas mudanças de decúbito modificam a dinâmica do colapso.[9]
- Na avaliação pré tratamento de implante de dispositivo para estímulo do nervo hipoglosso (cuja contraindicação parece estar associada à presença de colapso concêntrico na topografia do velofaringe).[9,10]

TÉCNICA DE REALIZAÇÃO DO EXAME

O paciente deverá ter um acesso venoso periférico para administração do indutor do sono. O exame deve ser realizado por médico treinado utilizando um videofibroscópio flexível e de fino calibre (diâmetro externo entre 3,5 e 4 mm) e com canal de trabalho para aspirar saliva e secreção.[2,3]

MÉTODO

O exame é realizado em 2 fases: vigília e sono.[2,3] A primeira parte inclui a nasolaringoscopia convencional em vigília, para identificar aspectos anatômicos relevantes da VAS relacionados à gênese do ronco e da apneia. Os componentes estáticos podem ser avaliados pela nasofibrolaringoscopia convencional, enquanto os componentes dinâmicos do colapso, apenas pela sonoendoscopia.[2,3,4] No entanto, a avaliação estática inicial servirá de base de comparação para a avaliação dinâmica do colapso que representa a segunda fase do exame.

A ocorrência do ronco, da hipopneia e da apneia está relacionada a interrupção parcial ou total ao fluxo inspiratório nos diversos segmentos anatômicos que podem contribuir para os eventos obstrutivos de forma única ou combinada, com diferentes graus de intensidade. A redução do calibre de cada um dos segmentos envolvidos pode ocorrer por variações anatômicas como, por exemplo, pela presença de hipertrofia acentuada de tonsilas (componente estático), por colapsibilidade relacionada à pressão negativa gerada pelo esforço inspiratório da caixa torácica em oposição à resistência da VAS (componente dinâmico) ou por associação dos dois componentes.

O Quadro 7.1 descreve os segmentos da VAS e seus respectivos componentes que devem ser analisados durante o exame. As Figuras 1 e 2 ilustram os pontos de colapso retropalatal e retrolingual.

Quadro 7.1. Segmentos estáticos e componentes dinâmicos da VAS

Segmentos	Componentes	
Anatômicos	Estático	Dinâmico
Nariz	Hipertrofia de conchas, alterações da mucosa e desvio de septo nasal	Colapso da válvula nasal
Rinofaringe	Tonsila faríngea Pregas salpingofaríngeas	Sem componente colapsável
Velofaringe (Figura 7.1)	Volume e comprimento da úvula	Vibração e colapso
Orofaringe	Tonsilas palatinas	Colapso laterolateral
Hipofaringe (base de língua)	Volume e retroposição da língua e tonsila lingual (Figura 7.2)	Colapso anteroposterior
Laringe	Formato e posição da laringe	Deslocamento posterior da epiglote laringomalácia

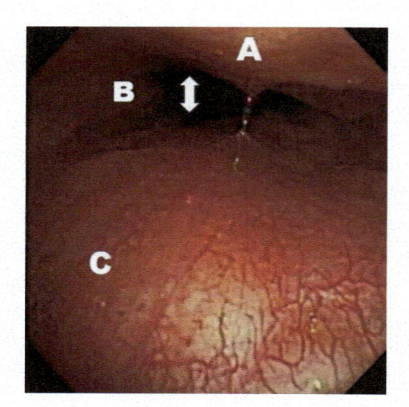

Figura 7.1. Topografia do velofaringe: A) palato mole, B) espaço retropalatal, C) parede posterior da rinofaringe.

Fonte: acervo dos autores

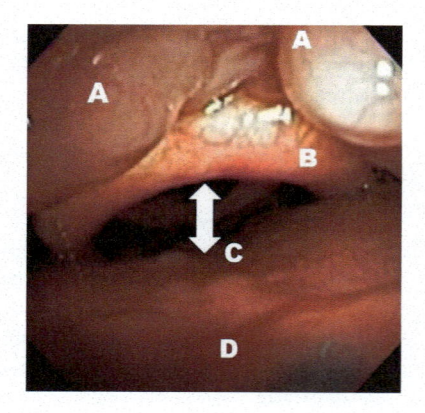

Figura 7.2. Topografia retrolingual: A) tonsila lingual, B) epiglote, C) espaço retroglossal e parede posterior da orofaringe (D).

Fonte: acervo dos autores

A sonoendoscopia propriamente dita é realizada na sequência da avaliação em vigília. A avaliação do colapso faríngeo durante o sono é dirigida à observação dos sítios de ronco e apneia (colapso), nas seguintes topografias: velofaringe, orofaringe, língua e laringe. O colapso pode ser parcial ou completo, podendo ocorrer em um ou mais segmentos da faringe.

Dos protocolos clínicos de avaliação, o mais utilizado é Velofaringe, Orofaringe, Língua (do inglês: *Tongue*) e Epiglote, denominado VOTE (apresentado na Tabela 7.1), em que é possível graduar e descrever o colapso faríngeo.[4]

Existe outra classificação, a Nariz, Orofaringe, Hipofaringe e Laringe (NOHL), descrita por um grupo Europeu, que faz descrição do tipo de colapso (anteroposterior, laterolateral e concêntrico) e do grau de colapso variando de 1 a 4 (0-25%, 25%-50%, 50%-75% e 75%-100%).

Tabela 7.1. Classificação VOTE com padrões de colapso nos diferentes segmentos da faringe[4]

Classificação VOTE	Grau de obstrução*	Padrão de colapso		
		Anteroposterior	Laterolateral	Concêntrico
V (velofaringe)	0/1/2/x			
O (orofaringe)*	0/1/2/x			
T (do inglês: tongue)	0/1/2/x			
E (epiglote)	--			

Legenda: Grau de obstrução*: 0 (0-50%); 1 (50-75%); 2 (75-100%); x (não visualizado).

*Descrever se há componente tonsilar: Ausente (-) Presente (+).

As Figuras 7.3 a 7.6 ilustram a dinâmica dos diferentes colapsos da faringe.

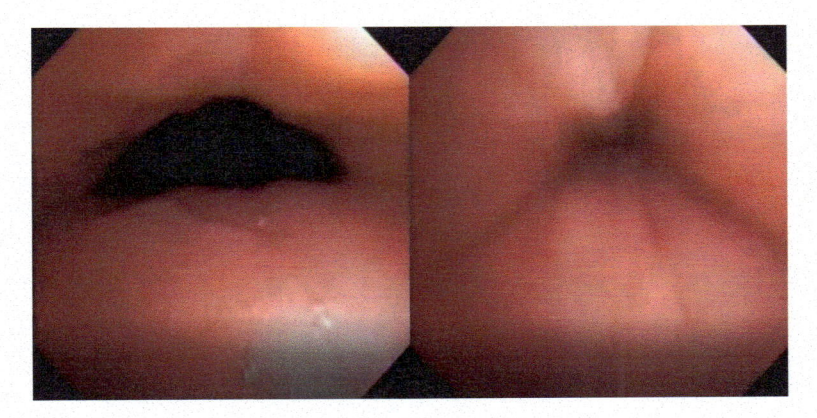

Figura 7.3. Dinâmica do colapso concêntrico do velofaringe.

Fonte: acervo dos autores.

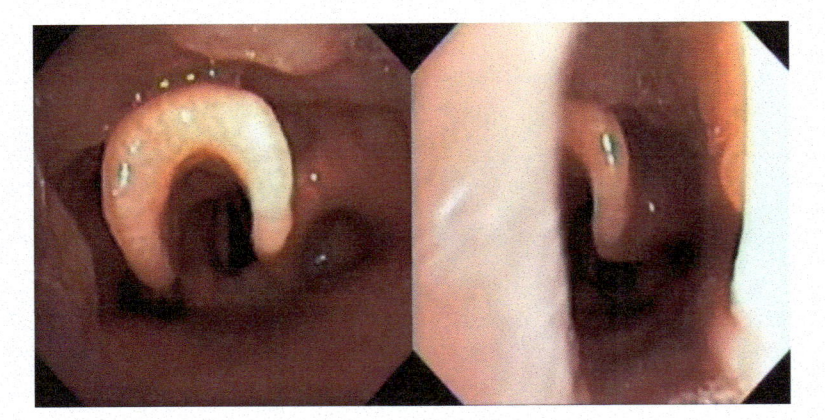

Figura 7.4. Dinâmica do colapso laterolateral da orofaringe.

Fonte: acervo dos autores.

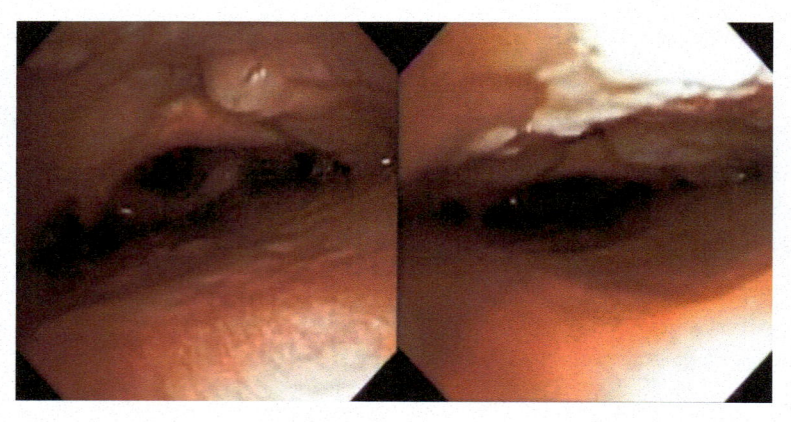

Figura 7.5. Dinâmica do colapso na topografia da língua.

Fonte: acervo dos autores.

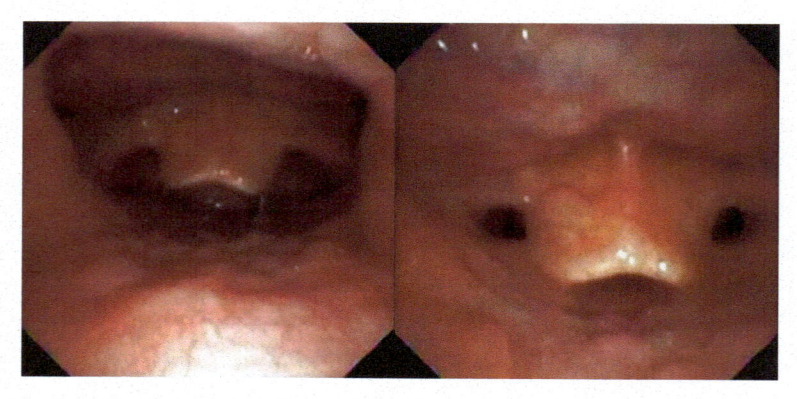

Figura 7.6. Dinâmica do colapso na topografia da epiglote (flap posterior).

Fonte: acervo dos autores.

ATENÇÃO

É importante descrever se há laringomalácia, "*flapping*" posterior da epiglote (deslocamento intermitente da epiglote em direção à parede posterior da hipofaringe) ou se a queda da epiglote é consequente ao desabamento da língua. As Figuras 7.3 a 7.6 mostram os sítios e padrões de obstrução nos diferentes segmentos da VAS.

Durante a sonoendoscopia, algumas manobras podem ser realizadas para avaliação da redução do colapso faríngeo, dentre as quais: elevação do mento (fechamento da boca), discreta anteriorização da mandíbula, lateralização da cabeça/tronco ou mudança do decúbito. A redução do colapso pelas manobras deve ser descrita como total, parcial ou ausente.

Além disso, pode ser realizada a avaliação com e sem AIO e, nesse caso, o paciente deverá levar seu aparelho no dia do exame.

LEMBRAR

É importante a documentação adequada em fotos e vídeo, com identificação correta de cada fase do exame, para interpretação pelo médico do paciente.

PREPARO DO PACIENTE E LOCAL DO EXAME

O paciente deve estar em jejum completo de 8 horas, com acompanhante maior de idade, com o pedido médico e, se possível, com o exame de PSG convencional. A sonoendoscopia pode ser realizada na sala de exames do setor de endoscopia, em centro cirúrgico ou em sala preparada com equipamentos de anestesia e endoscopia (incluindo captura de imagem em fotos e vídeo para análise posterior) e adequada para manejo de vias aéreas.

MÉTODO

Durante o exame, o paciente deve ser posicionado em decúbito dorsal horizontal ou decúbito lateral, a cabeça em posição mais próxima a do sono habitual.

A equipe de enfermagem é responsável pela monitorização (cardioscópio, oximetria, monitor do índice Bi-spectral - BIS e colocação de cateter de O_2 nasal) e pela punção venosa periférica.

ATENÇÃO

A colocação de cateter de O_2 nasal não interfere na avaliação dos eventos de colapso faríngeo, mas previne quedas bruscas na saturação de oxigênio.

Para a realização do exame, não indicamos o uso de anestésico tópico na via aérea de rotina devido ao seu possível efeito exacerbador do colapso. A sedação é realizada e monitorizada pelo médico anestesiologista, que permanece em sala durante todo o procedimento.

As Figuras 7.7 e 7.8 ilustram a monitorização com o BIS.

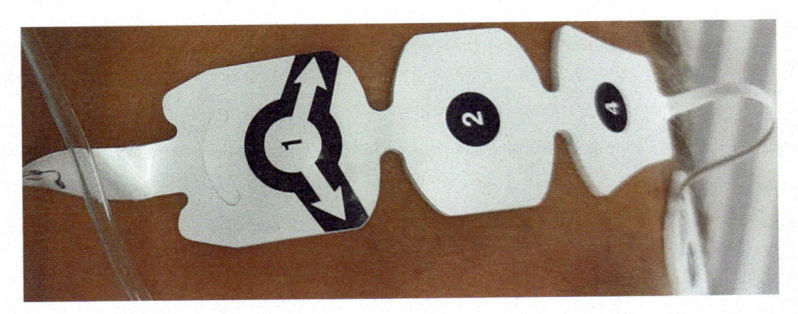

Figura 7.7. Eletrodos do BIS (do inglês: *Bispectral index*) colocados na região frontotemporal do paciente,

Fonte: acervo dos autores.

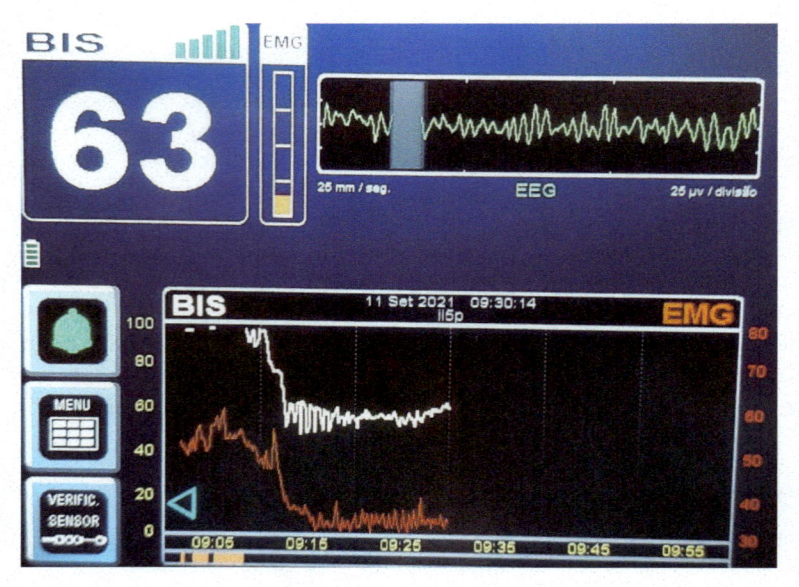

Figura 7.8. Monitor do BIS (do inglês: *Bispectral index*) mostrando as ondas do eletroencefalograma (EEG) e da eletromiografia (EMG). O valor indicado equivale ao nível de consciência.

Fonte: acervo dos autores.

MEDICAMENTOS UTILIZADOS PARA INDUÇÃO DO SONO

Ao longo dos anos diferentes medicações ou sua associação tem sido utilizada em protocolos de sonoendoscopia, dentre elas: midazolan, propofol e dexmedetomidina. A sedação é feita com a menor dose de medicação necessária à indução do sono e, preferencialmente, com monodroga.

O propofol é bastante utilizado para este fim, devido ao rápido início de ação e metabolismo, sendo seguro e eficaz na indução do sono, desde que utilizado na dose correta e por profissional habilitado (anestesista). Pode ser utilizado em bólus ou com controle da dose de infusão em bomba específica. O midazolam pode ser utilizado,[2,3] porém é fortemente criticado pelo seu potencial em promover relaxamento muscular. Por outro lado, a dexmedetomidina tem sido estudada como uma droga com melhor potencial de induzir sono adequado para avaliação do colapso faríngeo nestes pacientes.

Porém, estudos prospectivos comparando as diferentes medicações, controlando o nível de sono e o colapso faríngeo são importantes neste sentido. O Quadro 7.2 mostra as vantagens e desvantagens das diferentes medicações.

Quadro 7.2. Medicações utilizadas em sonoendoscopia

Medicação/dose	Vantagens	Desvantagens
Dexmedetomidina (dose máx.: 1,4 mcg/kg/hora)	Sedação mais estável em parâmetros cardiovasculares Baixa incidência de obstrução de vias aéreas	Pode não atingir sedação adequada para a avaliação do colapso; Demora um tempo para início de ação (em torno de 15 minutos)
Propofol (1,5 a 3,0 mcg/mL) Infusão lenta	Maior confiabilidade em atingir a sedação adequada para a DISE Rápido início de ação Meia vida curta	Induz depressão respiratória e maior colapso de via aérea se não for adequadamente utilizado Infusão deve ser lenta até atingir o ponto correto de sono e deve-se aguardar a estabilização
Midazolam (2 a 4 mg) Infusão lenta	Tem antídoto (flumazenil) Permite realização de exame mais prolongado se necessário	Meia vida mais longa Induz maior relaxamento muscular

AVALIAÇÃO DO NÍVEL DE SEDAÇÃO

Na avaliação do nível de sedação deve ser utilizada a monitorização eletroencefalográfica (EEG) e a análise visual do início do ronco e dos eventos de apneia (cíclicos), associados à obstrução dos sítios anatômicos, descritos anteriormente, e ao esforço torácico e abdominal.[2,3]

LEMBRAR

O sono não pode ser "nem tão profundo nem tão superficial" e as medicações indutoras do sono devem ser usadas com esta finalidade.

O índice biespectral (BIS), frequentemente usado em procedimentos cirúrgicos sob anestesia, permite a monitoração objetiva, numa escala de zero a 100, do nível de sedação. Este equipamento consiste num monitor ao qual é acoplado um eletrodo (colocado na região frontal e temporal do paciente) que capta e registra, em número e gráficos, a integração de ondas cerebrais e reflexos musculares precoces para ativação do sistema nervoso central.

O nível adequado de sedação sugerido deverá ficar a entre 50 a 70 (Figuras 7.7 e 7.8). No entanto, esse valor deve ser associado à observação clínica de fenômenos de ronco (vibração da faringe) intercalados aos eventos de apneia (colapso faríngeo) e esforço respiratório toracoabdominal.

LAUDO DO EXAME

O laudo do exame deve conter a descrição anatômica completa da faringe e laringe, a fase dinâmica contendo a descrição dos sítios e graus de colapso, as manobras realizadas para abertura da via aérea. Documentação em fotos e vídeo é fundamental para que o médico do paciente possa interpretar e individualizar o tratamento.

CONTRAINDICAÇÕES, LIMITAÇÕES E COMPLICAÇÕES

A principal limitação da sonoendoscopia é a impossibilidade de avaliar a fase REM do sono.[3] Outras situações podem interferir na avaliação endoscópica: salivação excessiva, reflexo nauseoso, dificuldade para passagem do aparelho pelo nariz, dor na cavidade nasal, dificuldade para visualizar e quantificar o colapso.

ATENÇÃO

As principais contraindicações do exame são: gestação, alergias medicamentosas, doenças cardiovasculares ou respiratórias graves, obesidade mórbida e AOS grave. Além disso, pacientes com quadro infeccioso agudo de VAS devem postergar o exame, porque quadros inflamatórios podem acentuar o colapso faríngeo.

Complicações são raras, mas podem ocorrer tais como: hipoxemia acentuada com necessidade de interromper o exame, dificuldade para sedação adequada, agitação psicomotora e eventos cardiovasculares. Uma adequada avaliação clínica prévia, monitorização durante o exame e treinamento para sua realização são necessários para a segurança e bons resultados do procedimento.

LEMBRAR

Após o exame, o paciente deverá ficar na sala de recuperação até a alta pela equipe médica, devendo ser liberado com acompanhante maior de idade e com orientações de cuidados pós-sedação (riscos de sonolência, tontura e acidentes).

PONTOS-CHAVE

- A sonoendoscopia é um exame seguro, promissor e passível de ser realizado ambulatorialmente.
- Deve ser realizado com técnica padronizada e profissional treinado, em ambiente seguro e sob monitorização.
- Permite a avaliação do colapso dinâmico da faringe e laringe (ronco e apneia).

- Pontos específicos da faringe devem ser avaliados e descritos detalhadamente (velo-faringe, orofaringe, língua e epiglote).
- Deve ser realizada sob sedação adequada e controlada para permitir ocorrência de eventos de ronco e apneia.
- Monitorização cardiovascular, respiratória e do nível de sedação são necessárias durante o exame.
- Na fase pós-exame, os pacientes devem receber orientação de cuidados específicos relacionados à sedação, antes da alta.

REFERÊNCIAS

1. Pringle MB, Croft CB. A grading system for patients with obstructive sleep apnoea – based on sleep nasendoscopy. Clin Otolaryngol Allied Sci. 1993 Dec;18(6):480-4. DOI: 10.1111/j.1365-2273.1993.tb00618.x.

2. Gregorio MG, Jacomelli M, Figueiredo AC, Cahali MB, Pedreira WL Jr., Lorenzi Filho G. Evaluation of airway obstruction by nasopharyngoscopy: comparison of the Muller maneuver versus induced sleep. Braz J Otorhinolaryngol. 2007 Sep-Oct;73(5):618-22. DOI: 10.1016/s1808-8694(15)30121-x.

3. Gregorio MG, Jacomelli M, Inoue D, Genta PR, de Figueiredo AC, Lorenzi-Filho G. Comparison of full versus short induced-sleep polysomnography for the diagnosis of sleep apnea. Laryngoscope. 2011 May;121(5):1098-103. DOI: 10.1002/lary.21658.

4. Kezirian EJ, Hohenhorst W, de Vries N. Drug-induced sleep endoscopy: the VOTE classification. Eur Arch Otorhinolaryngol. 2011 Aug;268(8):1233-6. DOI: 10.1007/s00405-011-1633-8.

5. Certal VF, Pratas R, Guimaraes L, Lugo R, Tsou Y, Camacho M, et al. Awake examination versus DISE for surgical decision making in patients with OSA: A systematic review. Laryngoscope. 2016 Mar;126(3):768-74. DOI: 10.1002/lary.25722.

6. Gillespie MB, Reddy RP, White DR, Discolo CM, Overdyk FJ, Nguyen SA. A trial of drug-induced sleep endoscopy in the surgical management of sleep-disordered breathing. Laryngoscope. 2013 Jan;123(1):277-82. DOI: 10.1002/lary.23506.

7. Steffen A, Frenzel H, Wollenberg B, Konig IR. Patient selection for upper airway stimulation: is concentric collapse in sleep endoscopy predictable? Sleep Breath. 2015 Dec;19(4):1373-6. DOI: 10.1007/s11325-015-1277-9.

8. Kent DT, Rogers R, Soose RJ. Drug-Induced Sedation Endoscopy in the Evaluation of OSA Patients with Incomplete Oral Appliance Therapy Response. Otolaryngol Head Neck Surg. 2015 Aug;153(2):302-7. DOI: 10.1177/0194599815586978.

9. Safiruddin F, Koutsourelakis I, de Vries N. Analysis of the influence of head rotation during drug-induced sleep endoscopy in obstructive sleep apnea. Laryngoscope. 2014 Sep;124(9):2195-9. DOI: 10.1002/lary.24598.

10. Stuck BA, Maurer JT. Recent developments in the diagnosis and treatment of obstructive sleep apnea: English version. HNO. 2017 Jan;65(Suppl 1):13-8. DOI: 10.1007/s00106-016-0176-0.

8

Questionários

Leticia Maria Santoro Franco Azevedo Soster

Maíra Medeiros Honorato Ferrari

Silvia Gonçalves Conway

QUESTIONAMENTOS NORTEADORES

- É possível utilizar questionários e escalas para avaliação da apneia obstrutiva do sono (AOS)?
- O uso de questionários é efetivo para avaliação de AOS?

INTRODUÇÃO

Os questionários constituem uma técnica de investigação composta por um número de questões apresentadas por escrito que tem por objetivo propiciar ao clínico ou pesquisador determinado conhecimento a respeito do respondente.

Neste capítulo, estão reunidos os instrumentos mais utilizados para avaliação da Apneia Obstrutiva do Sono (AOS) e que, em sua maioria, passaram por avaliação das suas propriedades psicométricas. Essas informações serão apresentadas junto a descrição do instrumento, assim como informações a respeito do processo de tradução e adaptação cultural para a língua portuguesa.

DEFINIÇÕES

CONCEITO

Questionário consiste em um instrumento de coleta de informação, utilizado numa sondagem ou inquérito.

O questionário diferencia-se da entrevista, pois esta consiste em perguntas e respostas feitas oralmente. Diferencia-se do teste, pois este tem por objetivo incentivar determinadas reações por meio de perguntas. Diferencia-se de formulário, pois este pode ser qualquer impresso com campos próprios para anotação de dados, não importando por quem são preenchidos. Diferencia-se também das enquetes, pois estas tratam de reunir testemunhos de pessoas sobre determinados assuntos.

Quando um questionário reúne informações que definem uma razão de grandeza de forma quantitativa, que permite uma avaliação qualitativa recebe o nome de escala.

ATENÇÃO

Todo questionário ou escala, assim como toda a avaliação clínica, possui uma chance de erro. Antes de se adotar um instrumento diagnóstico, é importante se informar sobre os seus estudos de validade e confiabilidade.

INSTRUMENTOS DIAGNÓSTICOS NA AVALIAÇÃO DE APNEIA OBSTRUTIVA DO SONO

O "padrão-ouro" para diagnóstico da AOS é a polissonografia completa tipo 1. Contudo, a alta prevalência desse distúrbio do sono e as dificuldades de acesso a esse tipo de exame, dispendioso financeiramente e não facilmente acessível para a maioria dos brasileiros, aponta para necessidade de instrumentos de triagem que auxiliem na seleção de pacientes com maior suspeita da condição clínica da AOS.

Muitos questionários têm sido desenvolvidos para investigar um conjunto de sinais e sintomas associados à AOS e que podem ser facilmente incorporados na rotina clínica. Contudo, estudos de revisão, utilizando-se de meta análise para avaliar os questionários mais utilizados para investigação de AOS, demonstraram heterogeneidade na acurácia dos resultados e fragilidade no uso desses instrumentos como triagem diagnóstica de AOS[1,2] apontando que seu uso deve ser cauteloso e reforçando a importância da avaliação clínica envolver uma cautelosa anamnese e exame físico, cuja combinação de fatores de risco oferecem índices de maior confiabilidade no diagnóstico da AOS.[3]

LEMBRAR

Os instrumentos de avaliação em AOS mais utilizados e com os melhores índices de sensibilidade e especificidade são o Questionário de Berlin[4] e o STOP-Bang.[5,6] No Brasil, esses são os dois instrumentos mais difundidos nos ambientes acadêmicos e nas clínicas de sono.

O Quadro 8.1 discrimina os sinais e sintomas associados à AOS contemplados em cada um desses questionários.

Quadro 8.1. Sinais e sintomas avaliados nos questionários de Berlin e STOP-Bang

Questionário	Idade	IMC	Gênero Masculino	↑ PA	Circunferência do pescoço	Ronco	Ronco alto	AOS	Sonolência/ cansaço diurno
Berlin	-	Sim	-	Sim	-	Sim	Sim	Sim	Sim
STOP-Bang	Sim	Sim	Sim	Sim	Sim	-	Sim	Sim	Sim

AOS = apneia obstrutiva do sono; IMC = índice de massa corporal; STOP-Bang = ronco, cansaço, apneia observada, elevação da pressão arterial, IMC, idade, circunferência do pescoço e gênero; ↑ PA = hipertensão.

QUESTIONÁRIO DE BERLIN

Trata-se de um questionário composto por 10 questões organizadas em três categorias que visam avaliar o risco para a presença de AOS.[4]

SAIBA MAIS

O Questionário de Berlin (QB) foi desenvolvido por um grupo de 120 médicos americanos e alemães, clínicos gerais e pneumologistas, que se reuniram, em 1996, para levantar questões que pudessem predizer de forma consistente a presença de AOS. Esse levantamento foi feito com base na descrição da literatura sobre comportamentos e fatores associados à AOS.[5] O estudo está disponível em: https://pubmed.ncbi.nlm.nih.gov/10507956/.

Um estudo recente de revisão e metanálise do QB mostrou que há muita divergência quanto à acurácia deste instrumento para triagem da AOS.[7] Os autores deste estudo de revisão argumentam que a baixa sensibilidade do QB se deve à ampla heterogeneidade metodológica utilizada nos estudos, sobretudo no que tange a definição de AOS. Ainda, sugerem que os estudos de validação do QB são inadequados devido à baixa relação existente entre gravidade da AOS e sintoma autorrelatado, limitando seu uso para auxílio diagnóstico da AOS. Os autores que traduziram e adaptaram o QB para o português encontraram resultados semelhantes.[8] Por esse motivo, o QB não é apresentado neste capítulo.

QUESTINÁRIO STOP-BANG

O Questionário STOP-Bang foi desenvolvido por Chung e colaboradores, em 2008.[6] A sigla corresponde às iniciais dos quatro sintomas avaliados na língua inglesa e aos quatro itens demográficos, a saber:

- *Snoring* (roncoS).
- *Tiredness* (faTigado).
- *Observed apnea* (apneia Observada).
- *High blood Pressure* (Pressão arterial elevada).
- *Bodymass index* (índice de massa corporal/oBesidade).
- *Age* (idAde).
- *Neckcircunference* (circuNferência de pescoço).
- *Gender* (Gênero).

O Questionário STOP-Bang é composto por oito itens de resposta dicotômica: sim (1); não (2); gerando uma pontuação de 0 a 8. Tendo a polissonografia como suporte para a confirmação diagnóstica, os estudos de validação desse instrumento demonstraram validade interna,[9] alta sensibilidade para detectar AOS, com valores superiores a 84%[5] e especificidade relativamente baixa, inferior a 49%.[7] Observa-se que, quanto maior a pontuação final obtida no questionário STOP-Bang, maior a chance de a pessoa apresentar AOS grave.[9]

A classificação relativa ao risco de presença de AOS moderada a grave está descrita no Quadro 8.2, acrescida das recomendações da combinação de sinais associados para avaliação de valores de pontuação intermediários.

Quadro 8.2. Classificação de risco através do STOP-Bang para a população geral

Classificação de risco através do STOP-Bang para a população geral	
Baixo risco de AOS (apneia obstrutiva do sono)	Sim para 0 a 2 perguntas
Risco intermediário de AOS	Sim para 3 a 4 perguntas
Risco alto de AOS	Sim para 5 a 8 perguntas ou
	Sim para 2 ou mais das 4 perguntas iniciais + sexo masculino ou
	Sim para 2 ou mais das 4 perguntas iniciais + IMC > 35 kg/m² ou
	Sim para 2 ou mais das 4 perguntas iniciais + circunferência do pescoço (43 cm em homens, 41 cm em mulheres)

Fonte: Chung F, Abdullah HR, Liao P. STOP-Bang Questionnaire: A Practical Approach to Screen for Obstructive Sleep Apnea. Chest 149(3):631-8, 2016.[5]

O processo de tradução para a língua portuguesa e adaptação transcultural brasileira do Questionário STOP-Bang foi conduzido por Fonseca e colaboradores,[10] demonstrando boa consistência interna (α Cronbach = 0,62).

PONTUAÇÃO CLÍNICA DE APNEIA DO SONO (SACS)

CONCEITO

O Sleep Apnea Clinical Score (SACS) é um questionário, composto de quatro itens, que incorpora informações sobre circunferência do pescoço, hipertensão, ronco habitual e respiração ofegante ou engasgamento noturno para gerar uma pontuação que varia de 0 a 100.

Em 2013, Myers e colaboradores consideraram que os resultados da combinação dos sintomas e achados clínicos de AOS eram uma promessa de identificar os pacientes com maior probabilidade de ter a doença.

Foi proposto um modelo linear, que começa com a circunferência do pescoço do paciente, seguindo-se da escolha do valor apropriado com base na presença ou ausência de hipertensão e se o paciente não tem nenhuma, uma ou ambas as características comumente observáveis (ronco habitual e observação do parceiro de engasgo noturno ou respiração ofegante), conforme a Tabela 8.1.

Tabela 8.1. Modelo linear da SACS

Circunferência do pescoço	Características históricas			História de hipertensão		
	Nenhuma	Uma	Duas	Nenhuma	Uma	Duas
28	0	0	1	0	1	2
30	0	0	1	1	2	4
32	0	1	2	1	3	5
34	1	2	3	2	4	8
36	1	3	5	4	6	11
38	2	4	7	5	9	16
40	3	6	10	8	13	22
42	5	8	14	11	18	30
44	7	12	20	15	25	42
46	10	16	28	21	35	58
48	14	23	38	29	48	80
50	19	32	53	40	66	110

A coorte de derivação original teve uma prevalência de OSA de 45%, definida como Índice de Apneia-Hipopneia (IAH) maior que 10. Um resultado do teste maior que 15 previu 81% de probabilidade pós-teste da doença, e um SACS de 5 ou menos apresentou probabilidade pós-teste de 17%.[3]

Posteriormente, em 2016,[11] esse instrumento foi validado externamente para uso em ambientes de atenção primária. Seu processo de tradução para a língua portuguesa e adaptação transcultural brasileira foi conduzido por Lapas e colaboradores,[12] em 2020 e demonstrou sensibilidade de 45,3% com especificidade de 90,9% e acurácia de 57,0% (IC95%: 45,8-67,6%).

LEMBRAR

A SACS é facilmente compreendida pelos pacientes e considerada uma ferramenta adicional para quantificar o risco de AOS.

A Figura 8.1 apresenta um modelo completo e traduzido da SACS-DR.

Escore clínico da Apneia do Sono (SACS–BR)

Por favor, responda às seguintes questões:

1. Você tem pressão alta ou toma remédio para controlar a pressão?

( ) Sim   ( ) Não

2. "Pessoas que dividem ou que dividiram o quarto comigo, dizem que eu ronco". Por favor, escolha qual a melhor resposta para esta afirmativa:

( ) Nunca

( ) Raramente (1-2 vezes/ano)

( ) Ocasionalmente (4-8 vezes/ano)

( ) Algumas vezes (1-2 vezes/mês)

( ) Frequentemente (1-2 vezes/semana)

( ) Quase sempre (3-5 vezes/semana)

( ) Sempre (todos os dias)

( ) Não sei dizer se ronco

3. "Já me disseram que engasgo, paro de respirar ou suspiro enquanto durmo". Por favor, escolha qual a melhor resposta para esta afirmativa:

( ) Nunca

( ) Raramente (1-2 vezes/ano)

( ) Ocasionalmente (4-8 vezes/ano)

( ) Algumas vezes (1-2 vezes/mês)

( ) Frequentemente (1-2 vezes/semana)

( ) Quase sempre (3-5 vezes/semana)

( ) Sempre (todos os dias)

( ) Não sei dizer se tenho esses sintomas

Pergunta 1: se respondido sim, considerar que o paciente tem hipertensão arterial sistêmica (HAS).

Características clínicas: Assinalar se nenhuma, uma ou se as duas respostas abaixo foram positivas.

Pergunta 2: considerar positiva se assinaladas as opções "quase sempre" ou "sempre".

Pergunta 3: considerar positiva se assinaladas as opções "frequentemente", "quase sempre" ou "sempre".

Medir a circunferência de pescoço (CP) e marcar na tabela abaixo o escore apropriado.

Resultado ≥ 15 indica alta probabilidade de síndrome de apneia obstrutiva do sono (SAOS)

PREVISÃO de SAOS (circule a pontuação do paciente)					
	Sem HAS			Com HAS	
	Características clínicas			Características clínicas	
CP (cm)	Nenhuma	Uma	Ambas	Nenhuma	Uma	Ambas
< 30	0	0	1	0	1	2
30/31	0	0	1	1	2	4
32/33	0	1	2	1	3	5
34/35	1	2	3	2	4	8
36/37	1	3	5	4	6	11
38/39	2	4	7	5	9	16
40/41	3	6	10	8	13	22
42/43	5	8	14	11	18	30
44/45	7	12	20	15	25	42
46/47	10	16	28	21	35	58
48/49	14	23	38	29	48	80
> 49	19	32	53	40	66	110

Figura 8.1. Escore clínico da AOS (SACS-BR).

Fonte: Grover M, Mookadam M, Chang Y, Parish J. Validating the Diagnostic Accuracy of the Sleep Apnea Clinical Score for Use in Primary Care Populations. Mayo Clin Proc. 2016:1-8.[11]

PONTUAÇÃO NoSAS (NoSAS SCORE)

CONCEITO

A pontuação NoSAS é um questionário simples e fácil de implementar, que permite a identificação de indivíduos com risco de distúrbios respiratórios do sono.

A pontuação NoSAS atribui pontos com base em cinco parâmetros: circunferência do pescoço, índice de massa corporal, ronco, idade e sexo. A pontuação NoSAS varia de 0 a 17. A Tabela 8.2 específica a pontuação correspondente a cada um dos parâmetros avaliados.

Tabela 8.2. Pontuação NoSAS

Parâmetros de avaliação	Pontos NoSAS
Circunferência do pescoço > 40 cm	4
IMC entre 25 e 30 kg/m²	3
IMC > 30 kg/m²	5
Presença de ronco	2
Idade > 55 anos	4
Gênero masculino	2

IMC = índice de massa corporal.

Em um estudo de análise de derivação e validação, utilizando um limiar de 8 pontos ou mais, o escore NoSAS identificou indivíduos em risco de distúrbios respiratórios do sono clinicamente significativos, com uma área sob a curva (AUC) de 0,74, maior do que aquela associada aos questionários STOP-Bang (AUC 0,67) e Berlim (AUC 0,64).[13]

Embora encorajadora, a pontuação NoSAS requer tradução para língua portuguesa e validação adicional antes que possa ser usado em um ambiente clínico.

INSTRUMENTOS AUXILIARES NA AVALIAÇÃO DE APNEIA OBSTRUTIVA DO SONO

Instrumento multivariável de predição de apneia (MVAP)

O instrumento Multivariable Apnea Prediction (MVAP) é baseado em uma fórmula composta por três questões sobre a frequência dos sintomas de AOS, juntamente com IMC, idade e sexo. Os valores de MVAP variaram de 0 a 1, com 1 representando a maior probabilidade de apneia do sono.[14]

Estudos[15,16] foram realizados utilizando este instrumento, em idosos de cuidados primários com queixa de sonolência diurna e pacientes hipertensos.

Nos pacientes idosos, esta ferramenta apresentou sensibilidade de 91% e uma especificidade de 64% para predizer AOS grave (IAH $\geq$ 30 e pontuação da Escala de Sonolência de Epworth > 10). Já no estudo que avaliou pacientes hipertensos, a ferramenta teve sensibilidade de 92% e uma especificidade de 44% para prever AOS grave. No entanto, ambas as populações desses estudos provavelmente carregam uma prevalência mais alta de AOS, criando um viés nos resultados, necessitando, portanto, de validação adicional e tradução para língua portuguesa para ser utilizada em ambiente clínico.

Escala de sonolência de Epworth

A Escala de Sonolência de Epworth é um instrumento válido e confiável para a avaliação da sonolência diurna (SED), já traduzido, validado e adaptado para a língua portuguesa.[17] Pode auxiliar na avaliação clínica da presença de SED, no entanto, sem sugerir que esse sintoma seja condição *sinequa non* para a presença de AOS.

PONTOS-CHAVE

- A alta prevalência de AOS demonstra a necessidade de instrumentos de triagem.
- O uso de questionários estruturados facilita a identificação mais precisa do quadro de apneia.
- Questionários como Berlin, STP Bang, SACs e NoSAS são validados e clinicamente significantes além de disponíveis na língua portuguesa com uso prático no dia a dia do profissional da saúde.

REFERÊNCIAS

1. Kapur VK, Auckley DH, Chowdhuri S, Kuhlmann DC, Mehra R, Ramar K, et al. Clinical Practice Guideline for Diagnostic Testing for Adult Obstructive Sleep Apnea: An American Academy of Sleep Medicine Clinical Practice Guideline. J Clin Sleep Med 13(3):479-504, 2017.

2. Pataka A, Daskalopoulou E, Kalamaras G, Passa KF, Argyropoulou P. (2014). Evaluation of five different questionnaires for assessing sleep apnea syndrome in a sleep clinic. Sleep medicine, 15(7), 776-81.

3. Myers KA, Mrkobrada M, Simel DL. Does This Patient Have Obstructive Sleep Apnea? The Rational Clinical Examination Systematic Review. JAMA 310 (7):732-741, 2013.

4. Netzer NC, Stoohs RA, Netzer CM, Clark K, Strohl KP. Using the Berlin Questionnaire to identify 514 patients at risk for the sleep apnea syndrome. Ann Intern Med 131(7):485-91, 1999.

5. Chung F, Abdullah HR, Liao P. STOP-Bang Questionnaire: A Practical Approach to Screen for Obstructive Sleep Apnea. Chest 149(3):631-8, 2016.

6. Chung F, Yegneswaran B, Liao P, Chung SA, Vairavanathan S, Islam S, et al. STOP questionnaire: A tool to screen patients for obstructive sleep apnea. Anesthesiology 108: 812–21, 2008.

7. Senaratna CV, Perret JL, Matheson MC, Lodge CJ, Lowe AJ, Cassim R, et al. Validity of the Berlin questionnaire in detecting obstructive sleep apnoea: A systematic review and meta-analysis, Sleep Medicine Reviews (2017). doi: 10.1016/j.smrv.2017.04.001.

8. Vaz AP, Drummond M, Mota PC, Severo M, Almeida J, Winck JC. Translation of Berlin Questionnaire to Portuguese language and its application in OSA identification in a sleep disordered breathing clinic. Rev Port Pneumol. 2011;17(2):59-6.

9. Nagappa M, Liao P, Wong J, Auckley D, Ramachandran SK, Memtsoudis S, et al. Validation of the STOP-Bang Questionnaire as a Screening Tool for Obstructive Sleep Apnea among Different Populations: A Systematic Review and Meta-Analysis. Plos One 10(2), 2015.

10. Fonseca LB, Silveira EA, Lima NM, Rabahi MF. STOP-Bang questionnaire: translation to Portuguese and cross-cultural adaptation for use in Brazil. J BrasPneumol 42(4):266-72, 2016.

11. Grover M, Mookadam M, Chang Y, Parish J. Validating the Diagnostic Accuracy of the Sleep Apnea Clinical Score for Use in Primary Care Populations. Mayo Clin Proc. 2016:1-8.

12. Lapas VSC, Faria AC, Rufino RL, Costa CH. Translation and cultural adaptation of the Sleep Apnea Clinical Score for use in Brazil. J Bras Pneumol. 2020;46(6):e20200396.

13. Marti-Soler H, Hirotsu C, Marques-Vidal P, Vollenweider P, Waeber G, Preisig M, et al. The NoSAS score for screening of sleep-disordered breathing: a derivation and validation study. Lancet Respir Med. 2016 Sep;4(9):742-8. Epub 2016 Jun 16.

14. Yang H, Watach A, Varrasse M, et al. Clinical Trial Enrollment Enrichment in Resource-Constrained Research Environments: Multivariable Apnea Prediction (MAP) Index in SCIP-PA Trial. Journal of Clinical Sleep Medicine. 2018 Feb 15;14(2):173-181.

15. Morales CR, Hurley S, Wick LC, Staley, Pack FM, Gooneratne NS,et al. Apnea in the Elderly. SLEEP, 2012 Vol. 35, No. 11, 1491-501.

16. Gurubhagavatula I, Fields BG, Morales CR, Hurley S, Pien GW, Wick LC, et al. Screening for severe obstructive sleep apnea syndrome in hypertensive outpatients. J Clin Hypertens (Greenwich). 2013 Apr;15(4):279-88.

17. Bertolazi AN, Fagondes SC, Hoff LS, Pedro VD, Menna Barreto SS, Johns MW. (2009). Validação da escala de sonolência de Epworth em português para uso no Brasil. Jornal Brasileiro de Pneumologia, 35, 877-83.

9

Outros métodos diagnósticos

Leticia Maria Santoro Franco Azevedo Soster
Maíra Medeiros Honorato Ferrari
Leonardo Ierardi Goulart
Andrea Cecílica Toscanini

QUESTIONAMENTOS NORTEADORES

- Além dos métodos convencionais, como a polissonografia (PSG), há outras formas de avaliar a apneia obstrutiva do sono (AOS)?
- Quais são as modalidades de avaliação de AOS disponíveis e qual a disponibilidade delas?

INTRODUÇÃO

É consenso que o teste padrão-ouro para o diagnóstico de AOS é a polissonografia (PSG) em laboratório, basal ou tipo 1. A PSG completa tipo 1 consegue medir as variáveis neurofisiológicas, respiratórias e cardiovasculares de forma direta e inferir distúrbios nas mesmas. Estas alterações são de interesse no diagnóstico dos quadros respiratórios do sono, particularmente a AOS.

A elevada incidência de AOS na população, escassez de laboratórios que realizem PSG tipo 1 e alto custo, acabam por inviabilizar o diagnóstico da AOS em muitos casos. Soma-se a isso, o surgimento de novas tecnologias, que além de mais acessíveis financeiramente, apresentam menos e menores sensores, sendo mais confortáveis para o paciente. É importante ressaltar que estes dispositivos apresentam suas limitações, seja por avaliarem de forma indireta a variável desejada ou por se apresentarem com número restrito de sensores.

Há, contudo, uma tendência de investimento em tais sensores, na tentativa de melhorar a acessibilidade. Neste capítulo discorreremos sobre três deles, que tem aplicabilidade na avaliação ou rastreio da apneia obstrutiva do sono.

ACTIGRAFIA

CONCEITO

A actigrafia é um procedimento que registra e integra a ocorrência e grau de atividade de movimento dos membros ao longo do tempo.

MÉTODO

Para aplicações no sono, os dispositivos são normalmente usados no punho ou tornozelo. Algoritmos matemáticos são então aplicados a estes dados para estimar a vigília e o sono.

Além de fornecer um resumo gráfico dos padrões de vigília e sono ao longo do tempo, a actigrafia gera estimativas de certas variáveis do sono que também são comumente estimados usando registros de sono (diários de sono), ou medidos diretamente por PSG.[1]

As variáveis do sono estimadas por meio da actigrafia incluem:

- Latência para o início do sono (LS).
- Tempo total de sono (TTS).
- Tempo acordado após o início do sono (*WASO*).
- Eficiência do sono (ES; ES = TTS / tempo na cama).

LEMBRAR

Ao contrário da PSG, na actigrafia não é possível fornecer estimativa da arquitetura do sono, ou seja, das fases do sono REM, NREM.

Dispositivos de actigrafia disponíveis para uso clínico geralmente incluem um acelerômetro (piezoelétricos ou microeletromecânicos) e têm armazenamento para permitir a transferência dos valores resultantes em uma interface (geralmente via USB ou porta serial) que possibilita a execução do laudo eletrônico (Figura 9.1). Muitos dispositivos também têm pelo menos um botão de evento que pode ser usado pelo usuário e deve documentar eventos selecionados (por exemplo, sonolência, hora de dormir). Alguns dispositivos de actigrafia também possuem sensores de luz para detectar luz branca ou comprimentos de onda específicos de luz.[1]

Estudos compararam actigrafia com PSG e as conclusões indicam que a actigrafia fornece uma estimativa do tempo total de sono, eficiência do sono e tempo acordado após o início do sono. Menor consistência foi mostrada na estimativa da latência para o início do sono. O tempo total de sono se correlaciona com os dados PSG com um coeficiente de confiabilidade de 0,89-0,98.[1]

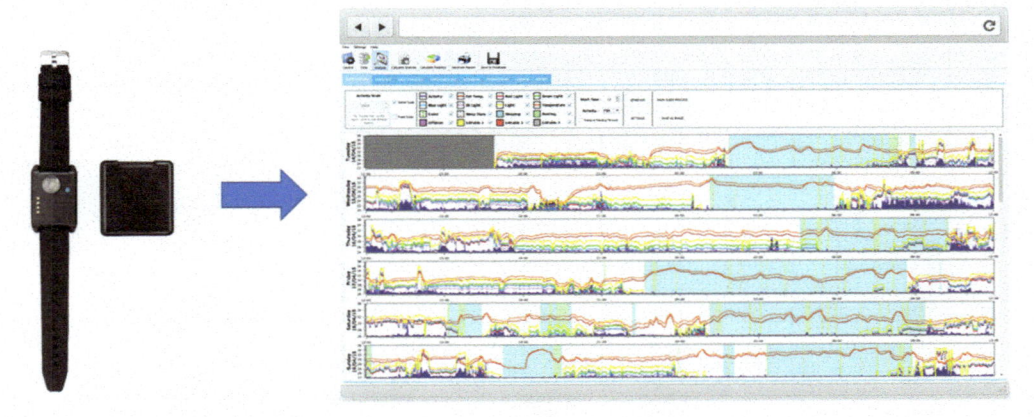

Figura 9.1. Actígrafo, doca para transferência dos dados e dashboard para análise dos dados.

Fonte: Acervo do Hospital Israelita Albert Einstein.

INDICAÇÃO

O papel da actigrafia pode variar de acordo com a abordagem clínica, podendo ser utilizada tanto para diagnóstico como para acompanhamento dos transtornos do sono.

Em relatório atualizado pela Academia Americana de Medicina do Sono, a literatura científica apoia o uso da actigrafia para aplicações clínicas na avaliação de insônia, hipersonia, distúrbios do ritmo circadiano e AOS.[2] É um método útil na avaliação do tempo médio do episódio principal de sono e sua consolidação ou fragmentação de forma prospectiva e longitudinal.[2] A actigrafia pode detectar padrões de sono em indivíduos normais e saudáveis, podendo ser utilizada em muitas outras áreas, como Medicina do Esporte.

SAIBA MAIS

As diretrizes de prática clínica recentemente publicadas pela Academia Americana sugerem que a actigrafia pode ser um complemento útil para o exame domiciliar de AOS. As diretrizes também sugerem que o exame domiciliar poderia incorporar tonometria arterial periférica (TAP) e actigrafia, uma vez que, ambos foram comparados com PSG domiciliar noturna e demonstraram excelente sensibilidade e especificidade em pacientes de alto risco com índices de apneia e hipopneia acima de 5 eventos por hora.[3]Para mais informações, acesse: https://www.aasm.org/resources/practiceparameters/pp_actigraphy_update.pdf.

TONOMETRIA ARTERIAL PERIFÉRICA

A Tonometria arterial periférica (TAP) é medida pelo uso do dispositivo WatchPAT[?] (WP) (Figura 9.2) que é um dispositivo portátil (aprovado pelo *Food and Drug Administration* [FDA] e Agência Nacional de Vigilância Sanitária [ANVISA]) para estudo do sono.

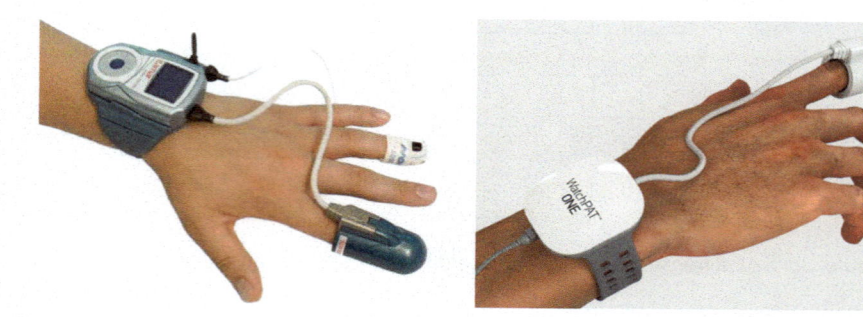

Figura 9.2. Dispositivo de medição da Tonometria Arterial Periferica (WatchPAT; Itamar Medical, Ltd).

Fonte: https://www.calcalistech.com/ctech/articles/0,7340,L-3763793,00.html.

A TAP apresenta algumas vantagens sobre a PSG como o custo (mais barato que a polissonografia), conforto (menos dispositivos acoplados no paciente: apenas três pontos de contato no segundo quirodáctilo, punho e tórax), de fácil utilização, análise semiautomática de dados eliminando diferenças interpessoais na interpretação dos dados.

O WP deve ser usado no punho e apresenta um algoritmo de análise do padrão de sono com base na combinação de diversas variáveis, inclusive TAP, para a abordagem diagnóstica dos transtornos respiratórios do sono.

As pausas respiratórias correlacionam-se com uma ativação autonômica resultando em aumento transitório do tônus simpático. O final de um evento respiratório leva a uma ativação simpática com vasoconstricção arterial periférica. Essa vasoconstricção mediada por receptores alfa-adrenérgicos do leito arterial periférico resulta em atenuação do sinal da TAP (que além de estar relacionada as pausas respiratórias pode também participar do mecanismo de despertar).[4,5]

MÉTODO

O WatchPAT® é capaz de detectar, indiretamente, apneias e hipopneias na medida em que detecta modificações no volume das artérias periféricas (mediado por receptores alfa-adrenérgicos da musculatura lisa arterial) utilizando um pletismógrafo (dispositivo que avalia distensão da parede da artéria) adaptado para ser vestido em um quirodáctilo.

Um algoritmo automatizado integra essa informação aos valores de saturação de oxigênio detectados pelo oxímetro de pulso, a frequência cardíaca e episódios de movimentação detectados pelo actígrafo, sensor de ronco e de posição corporal possibilitando a detecção das seguintes variáveis:[6,7]

- Vigília.
- Sono REM.
- Sono NREM.
- Tempo de sono.
- Latência do sono.
- Eficiência do sono.
- Ronco.
- Posição corporal.
- Índice de apneias e hipopneias (IAH).
- Índice de distúrbios respiratórios (IDR).
- Índice de apneias e hipopneias centrais (IAHc).
- Índice de dessaturação da oxi-hemoglobina (IDO).
- Respiração periódica de Cheyne-Stokes.

Vários estudos tem demonstrado uma correlação significativa entre muitos índices aferidos pelo PAT como IDR ou IAH comparados aos mesmos índices medidos pela PSG tipo 1. A correlação do IAH em uma metanálise foi de 89%.[8]

Algumas limitações para o uso do WatchPAT na detecção de distúrbios respiratórios do sono estão relacionadas a variação na velocidade de pulso de onda sofrendo influência do grau de rigidez na parede arterial. Assim, deve-se ter cautela ao se indicar esse método diagnóstico para pacientes com comorbidades cardiovasculares como doença arterial aterosclerótica e hipertensão, ou até o uso de medicamentos que alterem o tônus da parede vascular.[9]

LEMBRAR

Os dispositivos com base na aferição da TAP podem ser muito úteis no diagnóstico dos transtornos respiratórios do sono, no entanto é necessário usar de julgamento clínico para determinar quais pacientes podem se beneficiar do uso dessa tecnologia.

OXIMETRIA NOTURNA DIGITAL REMOTA

CONCEITO

A oximetria noturna é um componente amplamente aceito e importante na avaliação dos distúrbios respiratórios do sono e da AOS da PSG.

O oxímetro de alta resolução é um dispositivo, colocado no dedo indicador, com alta frequência de amostragem e resolução, sem necessidade de treinamento específico para instalação correta (Figura 9.3). É capaz de detectar as flutuações na saturação de oxigênio causada por episódios de apneia e hipopneia e seus dados podem ser analisados automaticamente com programas de computador disponíveis comercialmente.

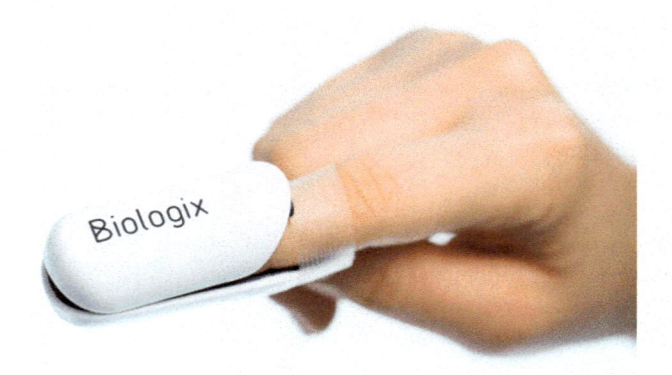

Figura 9.3. Dispositivo de oximetria digital remota de alta resolução (Biologix Sistemas).

Fonte : www.biologix.com.br.

A oximetria noturna tem a capacidade de medir saturação de oxigênio da hemoglobina no sangue (SpO_2) continuamente ao longo do tempo, de forma não invasiva, barata, disponível e simples de usar.

A oximetria noturna, quando usada para avaliação de AOS, deve relatar como parâmetro de análise quantitativo, o índice de dessaturação de oxigênio (IDO), que se trata do número de dessaturações de oxigênio (queda de 3 ou 4% da linha de base) dividido pelo tempo total de registro. Qualitativamente, as características das variações da curva da oxi-hemoglobina, como queda, duração, área e ressaturação, podem capturar melhor os aspectos da complexa fisiologia da AOS e, portanto, fornecer mais informações clínicas.[10]

LEMBRAR

A oximetria noturna apresenta alta especificidade, porém baixa sensibilidade para AOS quando critérios quantitativos como o IDO são utilizados. Por outro lado, a oximetria noturna apresenta alta sensibilidade, porém baixa especificidade quando critérios qualitativos, que se baseiam no reconhecimento de padrões de múltiplas flutuações da curva SpO_2, são utilizados.

Um estudo avaliou 200 pacientes com suspeita de AOS e comparou a oximetria noturna com a polissonografia e encontrou sensibilidade de 41% e especificidade de 97% para diagnóstico de apneia obstrutiva do sono, utilizando o limiar de IDO ≥ 5.[11]

Outro estudo avaliou 240 pacientes com suspeita de AOS e comparou a oximetria noturna com a polissonografia e encontrou sensibilidade de 98% e especificidade de 48% para o diagnóstico de apneia obstrutiva do sono, utilizando o limiar de 10 flutuações de SpO_2 por hora de sono.[12]

Um outro estudo avaliou o desempenho da oximetria noturna em comparação com a PSG tipo 2.[13] Utilizando um limiar de IAH ≥ 5, a precisão da oximetria noturna foi de 73% (IC de 95%: 68 a 78%) em uma população de alto risco e 79% (IC 95%: 74 a 84%) em uma população de baixo risco. Por outro lado, usando um corte de IAH ≥ 15 e IAH ≥ 30, a oximetria tem uma precisão, respectivamente, de 86% (IC 95%: 83 a 91%) e 74% (IC de 95%: 71 a 76%) em uma população de alto risco, e precisão de 80% (IC 95%: 75 a 84%) e 63% (IC 95%: 59 a 67%) em uma população de baixo risco, respectivamente.

INDICAÇÃO

A oximetria noturna tem utilidade, como ferramenta de triagem para AOS, particularmente quando utilizada em associação com avaliação clínica especializada podendo ser uma ferramenta útil em populações e ambientes selecionados.[14]

PONTOS-CHAVE

- Métodos abreviados de avaliação do sono podem ser úteis no rastreio e seguimento da apneia do sono e em algumas situações, diagnóstico.
- O uso destas modalidades deve levar em consideração acessibilidade e principalmente limitações de cada dispositivo.
- A actigrafia oferece uma avaliação mais prolongada, porém, com ênfase no movimento e não no padrão respiratório.
- Tonometria arterial periférica por avaliar mesmo que indiretamente o padrão respiratório tem alta sensibilidade e especificidade para o diagnóstico da apneia obstrutiva do sono.
- Oximetria noturna digital remota tem utilidade maior no rastreio dos casos de AOS, com maior sensibilidade para casos moderados e graves.

REFERERÊNCIAS

1. Smith MT, McCrae CS, Cheung J, Martin JL, Harrod CG, Heald JL, et al. Carden. Use of Actigraphy for the Evaluation of Sleep Disorders and Circadian Rhythm Sleep-Wake Disorders: An American Academy of Sleep Medicine Systematic Review, Meta-Analysis, and GRADE Assessment.J Clin Sleep Med. 2018 Jul 15; 14(7): 1209-30.

2. Morgenthaler T, Alessi C, Friedman L, et al. Practice parameters for the use of actigraphy in the assessment of sleep and sleep disorders: an update for 2007. Sleep 30: 519-29.

3. O'Brien LM, Bullough AS, Shelgikar AV, et al. Validation of watch-PAT-200 against polysomnography during pregnancy. J Clin Sleep Med. 2012;8: 287-94.

4. O'Donnell CP, Allan L, Atkinson P, et al. The effect of upper airway obstruction and arousal on peripheral arterial tonometry in obstructive sleep apnea. Am J Respir Crit Care Med 2002;166:965-71.

5. Schneider H, Schaub CD, Chen CA, et al. Effects of arousal and sleep state on systemic and pulmonary hemodynamics in obstructive apnea. J Appl Physiol. 2000;88(3):1084-92.

6. Bar A, Pillar G, Dvir I, et al. Evaluation of a portable device based on peripheral arterial tone for unattended home sleep studies. Chest 2003;123:695-703.

7. Pillar G, Berall M, Berry R, et al. Detecting central sleep apnea in adult patients using WatchPAT – a multicenter validation study. Sleep and Breathing (2020) 24:387-98.

8. Yalamanchali S, Farajian V, Hamilton C, Pott TR, Samuelson CG, Friedman M. Diagnosis of Obstructive Sleep Apnea by Peripheral Arterial Tonometry: Meta-analysis. JAMA Otolaryngol Head Neck Surg. 2013;139(12):1343-50.

9. Kinoshita T, Yahaba M, Terada J, Matsumura T, Sakurai Y, Nagashima K, et al. Impact of arterial stiffness on WatchPAT variables in patients with obstructive sleep apnea. J Clin Sleep Med. 2018;14(3):319-25.

10. PI Terrill. A review of approaches for analysing obstructive sleep apnoea related patterns in pulse oximetry data. Respirology (2019) doi: 10.1111/resp.13635.

11. Douglas NJ, Thomas S, Jan MA. Clinical value of polysomnography. Lancet. 1992;339(8789):347.

12. Sériès F, Marc I, Cormier Y, La Forge J. Utility of nocturnal home oximetry for case finding in patients with suspected sleep apnea hypopnea syndrome. Ann Intern Med. 1993;119(6):449.

13. Chung F, Liao P, Elsaid H, Islam S, Shapiro CM, Sun Y. Oxygen desaturation index from nocturnal oximetry: a sensitive and specific tool to detect sleep-disordered breathing in surgical patients. Anesth Analg. 2012;114(5):993-1000.

14. Williams AJ, Yu G, Santiago S, Stein M. Screening for sleep apnea using pulse oximetry and a clinical score. Chest. 1991;100(3):631.

10

Tratamento da apneia obstrutiva do sono com aparelhos de pressão positiva em via aérea

Evelyn Lucien Brasil
Luciane Mello Fujita
Sâmia Luisa Hilger Dona

QUESTIONAMENTOS NORTEADORES

- Como são utilizados os aparelhos de pressão positiva em via aérea superior nos distúrbios respiratórios do sono?
- Quais os tipos de acompanhamentos indicados para pacientes em uso de aparelhos de pressão positiva em via aérea?

INTRODUÇÃO

Os aparelhos de pressão positiva em via aérea superior são indicados para o tratamento dos distúrbios respiratórios do sono, incluindo a apneia obstrutiva do sono (AOS). São dispositivos que ofertam pressão positiva por meio de máscaras (nasais ou oronasais), permitindo um fluxo aéreo permanente e mantendo a via aérea superior (VAS) aberta.

Atualmente, existem as seguintes modalidades de entrega de fluxo para o tratamento da AOS:

- Aparelho de pressão positiva continua em via aérea (CPAP), que pode ser de pressão fixa (pressão fixa ao longo da noite) ou automático (permite pressão variável ao longo da noite).
- Aparelho de pressão positiva em via aérea em dois níveis de pressão (Binível).

O CPAP é a modalidade mais utilizada no tratamento da AOS.[1] Para casos selecionados de pacientes que apresentam além da AOS, apneia central do sono e/ou respiração de Cheyne Stokes, existe também o servo-ventilador que é um aparelho capaz de tratar eventos obstrutivos e centrais, porém sua indicação ainda é restrita devido à ausência de estudos que comprovem o real benefício desse aparelho na qualidade de vida e na mortalidade cardiovascular desses pacientes.[2]

Quando o tratamento da AOS for o uso da pressão positiva, a Academia Americana de Medicina do Sono (AAMS) recomenda, para pacientes sem comorbidades, o início da terapia após a titulação domiciliar com PAP automático ou a titulação por polissonografia (PSG) no laboratório do sono.

A escolha da titulação do PAP no domicílio ou no laboratório, se baseia no acesso mais fácil, no custo-efetividade, na preferência do paciente, na escolha do médico assistente e em outros fatores. O objetivo da titulação com pressão positiva na AOS, é a correção dos eventos respiratórios, do ronco e dos despertares relacionados ao aumento do esforço respiratório.[3]

TIPOS E INDICAÇÕES DOS APARELHOS DE PRESSÃO POSITIVA EM VIA AÉREA

CPAP: pressão fixa e automático

O CPAP é um aparelho que atua por meio da aplicação de pressão positiva, proveniente de um aparelho gerador de fluxo nas VAS a um nível constante, agindo como um coxim pneumático para manter a faringe aberta durante o sono (nível de evidência I e II).[1,4]

INDICAÇÃO

Atualmente, o CPAP é recomendado para o tratamento da AOS, em especial nos casos moderados a graves. Em pacientes com AOS leve, o CPAP pode ser uma opção de tratamento, em especial para pacientes com sonolência excessiva diurna (SDE) e/ou que apresentem alguma comorbidade cardiovascular.[5,6]

SAIBA MAIS

Em 2019 a American Academy of Sleep Medicine (AASM), definiu a presença de sonolência excessiva diurna como recomendação padrão para indicação do CPAP como terapia de escolha[3] (nível de evidência I e II, grau de recomendação A). Você pode conhecer mais sobre a instituição no link a seguir: https://aasm.org/.

O CPAP de pressão fixa é aquele onde é prescrita uma pressão, sugerida para o uso domiciliar, que o aparelho irá enviar de forma contínua e igual durante toda a noite, determinada após a realização da titulação da pressão (Figura 10.1).

O CPAP automático é uma modalidade que regula a pressão terapêutica de forma automática durante a noite de acordo com a necessidade do paciente. A detecção dos eventos respiratórios (apneia, hipopneia, limitação de fluxo aéreo e ronco) acontece por meio de transdutores que avaliam a respiração, fazendo então o ajuste automático da pressão.

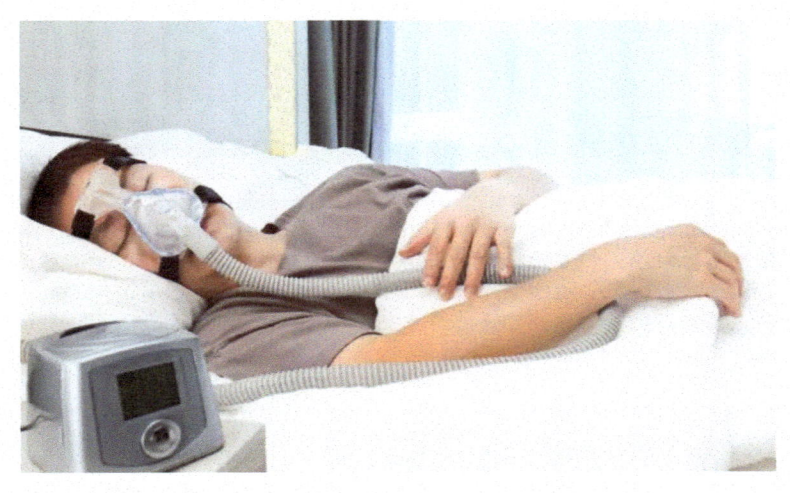

Figura 10.1 . CPAP em utilização para dormir.

Fonte: Adobestock.

As pressões podem variar de 4 (mínima) a 20 cmH$_2$O (máxima). Também é possível, e muitas vezes recomendável, reduzir o intervalo entre a pressão máxima e a mínima de acordo com a necessidade e o conforto do paciente.

ATENÇÃO

Ambos os aparelhos são capazes de corrigir os eventos respiratórios e melhorar a SDE e qualidade de vida dos pacientes. Quando comparado com o CPAP de pressão fixa, o CPAP automático não se mostrou superior quanto à eficácia e melhora na adesão.[7,8]

BINÍVEL

É uma modalidade que oferece dois níveis de pressão: pressão positiva inspiratória (IPAP) e pressão positiva expiratória (EPAP). Possui dois efeitos terapêuticos de maior relevância:

- Manter a via aérea aberta (através do EPAP).
- Aumentar a ventilação alveolar através do incremento do volume corrente (IPAP).[9]

INDICAÇÃO

As principais indicações do Binível são para pacientes que apresentam síndrome de hipoventilação – obesidade associada a AOS, pacientes que não toleram pressões de tratamento mais altas (normalmente pressão de CPAP acima de 15 cmH$_2$0), aqueles com doença pulmonar obstrutiva crônica (DPOC), no uso crônico de opióides e nos pacientes com doenças neuromusculares[8,10] (nível de evidência I, grau de recomendação A).

Recomenda-se que o ajuste das pressões do Binível seja realizado durante uma PSG tipo 1.[11]

ADESÃO AO TRATAMENTO COM CPAP/BINÍVEL

O tempo de uso do CPAP/Binível preconizado pelas Diretrizes Brasileiras (2013) é de 5 horas por noite durante 70% das noites. A literatura internacional, no entanto, define como 4h e durante 70% das noites, o tempo mínimo de uso do CPAP para se obter os efeitos esperados do tratamento. Trabalhos mais recentes, demonstraram que quanto maior o tempo de uso por noite, maiores serão os benefícios, em especial quando se considera a SDE e o impacto sobre a cognição[12] (nível de evidência II, nível de recomendação A).

> ## ATENÇÃO
> O maior desafio no tratamento da AOS com os aparelhos de pressão positiva em via aérea tem sido a adesão. Muitos pacientes se recusam a utilizar ou não aderem a terapia devido a múltiplos fatores.

Nesse contexto, estratégias devem ser implementadas para dar suporte aos pacientes, em especial nas primeiras semanas de utilização do aparelho. Dentre as possíveis estratégias, podemos citar; os programas de educação e acompanhamento, intervenção comportamental que usam estratégias da terapia comportamental cognitiva (TCC), além da terapia motivacional. Essas estratégias deverão ser iniciadas antes da terapia com pressão positiva, e mantidas após o início da mesma. Ademais, podemos fazer uso da telemonitorização para ajustes rápidos proporcionando maior adesão.

O uso de estratégias para modificar o perfil da pressão do CPAP (durante a inspiração e/ou expiração) pode ser útil para pacientes com dificuldade de início na terapia, no entanto, não apresentou vantagens em relação a adesão, quando comparadas ao CPAP simples.

> ## LEMBRAR
> A escolha da máscara mais apropriada se mostrou bastante eficiente na redução de vazamentos, do desconforto, além da melhora na adesão a pressão positiva.

Trabalhos mais recentes, demonstram a superioridade do uso da máscara nasal em comparação com a oronasal, em relação a efeitos colaterais e maiores pressões de tratamento com as oronasais. O uso de umidificadores com ou sem aquecimento, também tem efeito na redução de potenciais efeitos colaterais observados na terapia com pressão positiva.[3,10,13]

O uso de hipnóticos para melhorar a adesão a curto prazo, também é preconizada como estratégia de adesão, e demonstrou resultados promissores quando usado na noite de titulação e nas duas primeiras semanas de adaptação a ventilação[14] (Nível de evidência II, grau de recomendação A).

EFEITOS COLATERAIS DO CPAP/BINÍVEL

Não há descrição de risco significativo no uso dos aparelhos de pressão positiva quando utilizado no contexto clínico adequado[1] (nível de evidência I, grau de recomendação A).

Os efeitos colaterais mais frequentes são:

- Intolerância a pressão.
- Vazamento de ar pela máscara ou pela boca.
- Dificuldade em exalar.
- Ressecamento da VAS.
- Sintomas nasais.
- Irritação na pele.
- Barulho do equipamento, efeitos estes que podem ser tratados a depender de cada caso[15] (nível de Evidência II).

SEGUIMENTO DOS PACIENTES EM USO DE CPAP/BINÍVEL

Estudos demonstram que a adesão adequada à terapia PAP no primeiro mês prediz o uso em um ano.[19] Nesse momento, tem-se a oportunidade de intervir em queixas relacionadas aos efeitos adversos, salientar a necessidade de uso do aparelho de pressão positiva e avaliar a resposta terapêutica.

LEMBRAR

O acompanhamento do paciente, por profissional habilitado em sono, que inicia o uso da terapia PAP é fundamental.

SAIBA MAIS

Além do acompanhamento presencial, recomenda-se o telemonitoramento, tecnologia que foi agregada aos equipamentos de pressão positiva que nos permite monitorar dados com objetivo de aumento de adesão. À distância, temos acesso a dados de horas de uso, vazamento de ar, índice de apneia e hipopneia, gráficos e ainda há a possibilidade de ajustes de pressões e dispositivos de conforto. Para saber mais sobre o telemonitoramento, acesse o link a seguir: http://www.sleepscience.org.br/details/2867/en-US/proposed-management-model-for-the-use-of-telemonitoring-of-adherence-to-positive-airway-pressure-equipment---position-paper-of-the-brazilian-associati.

O telemonitoramento nos traz diversas vantagens, como a redução dos custos com visitas presenciais, ajustes rápidos nos parâmetros do equipamento possibilitando o aumento de adesão, diminuição da taxa de desistência à terapia, entre outros.[16]

FLUXO DO ATENDIMENTO AMBULATORIAL

O Quadro 10.1 resume as etapas de atendimento ambulatorial em diferentes diagnósticos.

Quadro 10.1. Etapas de atendimento

Pacientes com diagnóstico de AOS com PSG diagnóstica e de titulação (CPAP/binível)	• Realiza-se a avaliação, paciente recebe informações educativas sobre AOS, teste de máscara com aparelho de PAP e aprende como utilizar o aparelho. Recebe orientação do tipo de máscara e aparelho a ser adquirido.* • Contato telefônico no dia seguinte ao uso inicial do equipamento para auxiliar paciente e solucionar possíveis dúvidas. • Retorno em 15 dias para acompanhamento do processo de adaptação ao equipamento.* • Contato telefônico em 20 dias para acompanhamento e solucionar possíveis dúvidas. • Retorno em 30 dias para acompanhamento do processo de adaptação ao equipamento.* • Consulta após 3, 6 meses e 1 ano para acompanhamento do uso.*
Pacientes com diagnóstico de AOS, sem PSG de titulação com solicitação de uso de CPAP ou bilevel	• Realiza-se a avaliação, paciente recebe informações educativas sobre AOS, teste de máscara com aparelho de PAP e apreende como utilizar o aparelho. Recebe orientação do tipo de máscara e aparelho automático para realização da titulação de PAP domiciliar.* • Contato telefônico no dia seguinte ao uso inicial do equipamento para auxiliar paciente e solucionar possíveis dúvidas • Retorno 7 a 10 dias após o início da titulação domiciliar de PAP para ajustar a pressão do equipamento.* • Contato telefônico em 15 dias para acompanhamento e solucionar possíveis dúvidas. • Retorno em 30 dias para acompanhamento do processo de adaptação ao equipamento.* • Consulta após 3, 6 meses e 1 ano para acompanhamento do uso.*
Paciente já faz uso de CPAP/binível e não está se adaptando ao tratamento	• Realiza-se a avaliação, leitura do cartão de dados do aparelho de PAP, soluciona dúvidas sobre AOS, CPAP/Binível e máscaras. Se necessário, teste de novas máscaras, ajuste dos parâmetros do aparelho de PAP do paciente. Considera-se outros recursos (travesseiro, queixeira, TCC, etc.).* • Contato telefônico no dia seguinte após o uso equipamento para auxiliar paciente e solucionar possíveis dúvidas. • Retorno em 7 a 10 dias para acompanhamento do processo de adaptação ao equipamento.* • Contato telefônico em 20 dias após o início da terapia para checar adaptação de CPAP e solucionar possíveis dúvidas.* • Retorno em 30 dias para acompanhamento do processo de adaptação ao equipamento.* • Consulta após 3, 6 meses e 1 ano para acompanhamento do uso.*

* Contato com o médico para alinhar a conduta realizada e relatar possíveis dificuldades encontradas pelo paciente.

OBS: durante todas as etapas, o aparelho de pressão positiva do paciente é telemonitorizado com o objetivo de auxiliar na adaptação.

A Figura 10.2 apresenta um fluxograma do atendimento ambulatorial.

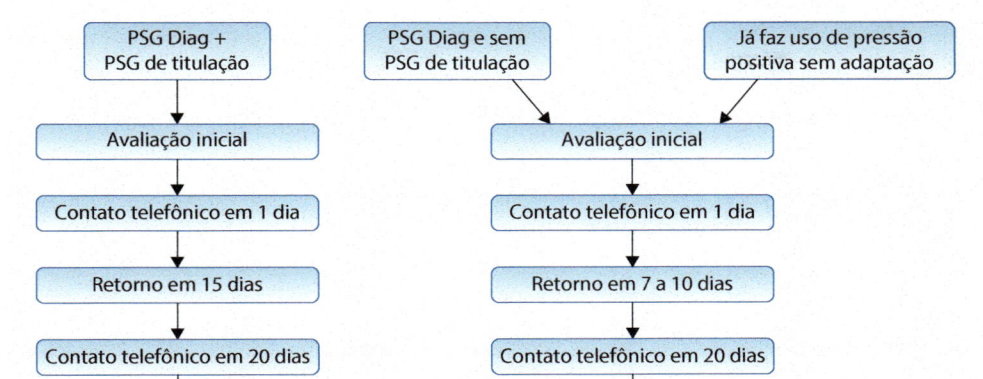

Figura 10.2. Fluxograma do atendimento ambulatorial.

Fonte: acervo dos autores.

FLUXO DO ATENDIMENTO NA INTERNAÇÃO

A Figura 10.3 e o Quadro 10.2 descrevem as etapas de atendimento na internação.

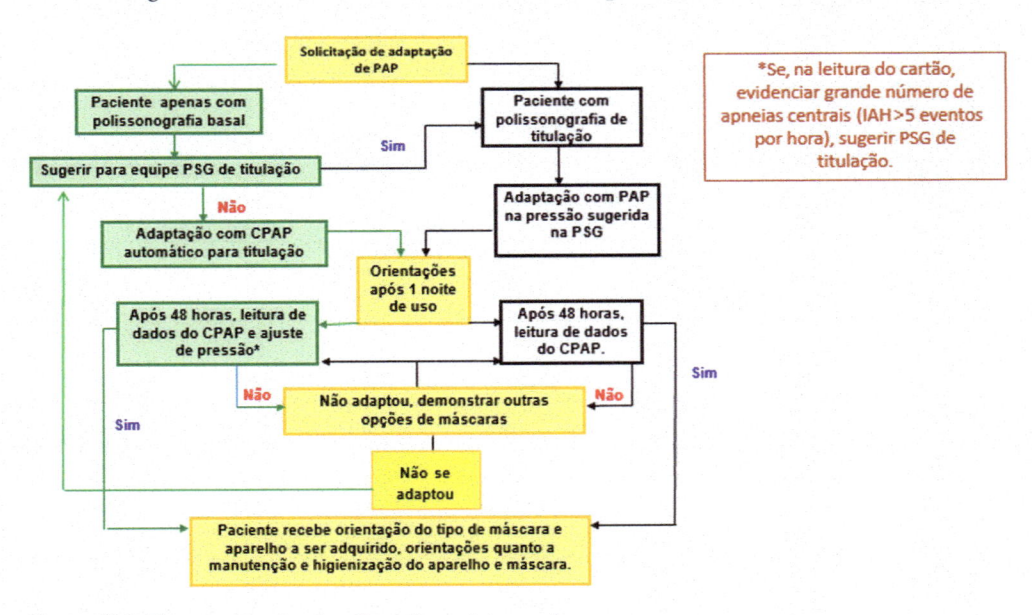

Figura 10.3. Fluxograma do atendimento na internação.
Fonte: Acervo da autoria.

Quadro 10.2. Etapas de atendimento na internação

| Pacientes com diagnóstico de AOS, sem PSG de titulação com solicitação de uso de CPAP ou binível | Sugerir para equipe médica a realização de PSG de Titulação. Caso o médico optar por não realizar a PSG de titulação, seguir o seguinte fluxo:

• Realiza-se a avaliação, paciente recebe informações educativas sobre AOS, teste de máscara com aparelho de pressão positiva. Indica-se CPAP automático para titulação de pressão.

• Retorno ao leito no dia seguinte ao início do uso para avaliar e solucionar possíveis dúvidas.

• Após 48 horas de uso, realiza-se avaliação dos dados do PAP e ajuste da pressão do equipamento. Paciente recebe orientação do tipo de máscara e aparelho a ser adquirido, orientações quanto a manutenção e higienização do aparelho e máscara. Caso paciente não se adaptar ao PAP, reinicia-se o fluxo com teste de novas máscaras. Caso na leitura dos dados do CPAP tenha evidência de um grande número de apneias centrais (IAH > 5 eventos por hora), sugere-se PSG de Titulação

• Caso paciente, permaneça internado, acompanha-se o uso para avaliação de adesão e eficácia até alta hospitalar. Paciente é orientado a realizar seguimento ambulatorial para acompanhamento do uso do CPAP. |
| Pacientes com diagnóstico de AOS com PSG diagnóstica e de titulação (CPAP/binível) | • Realiza-se a avaliação, paciente recebe informações educativas sobre AOS, teste de máscara com aparelho de PAP.

• Retorno ao leito no dia seguinte ao início do uso para avaliar e solucionar possíveis dúvidas.

• Após 48 horas de uso, realiza-se avaliação dos dados do CPAP e paciente recebe orientação do tipo de máscara e aparelho a ser adquirido, orientações quanto a manutenção e higienização do aparelho e máscara. Caso paciente não se adaptar ao CPAP, reinicia-se o fluxo com teste de novas máscaras.

• Caso paciente permaneça internado, acompanha-se o uso para avaliação de adesão e eficácia até alta hospitalar. Paciente é orientado a realizar seguimento ambulatorial para acompanhamento do uso do CPAP. |

PONTOS-CHAVE

O CPAP é a modalidade mais utilizada no tratamento da AOS.

O maior desafio no tratamento com os aparelhos de pressão positiva em via aérea tem sido a adesão a terapia.

Referências

1. Giles TL, Lasserson TJ, Smith BJ, White J, Wright JJ, Cates CJ. Continuous positive airways pressure for obstructive sleep apnoea in adults (Review). Cochrane Database Syst Rev. 2006;3:CD001106.

2. Aurora RN, Bista SR, Casey KR, et al. Updated Adaptative Servo-Ventilation Recommendations for 2012 AASM Guideline: The Treatment of Central Sleep Apnea Syndromes in Adults: Practice Parameters with na Evidence – Based Literature Review and Mata-Analyses. Journal of Clinical Sleep Medicine. 2016.

3. Patil SP, Ayappa IA, Caples SM, Kimoff RJ, Patel SR, Harrod CG. Treatment of Adult Obstructive Sleep Apnea with Positive Airway Pressure: An American Academy of Sleep Medicine Clinical Practice Guideline. Journal of Clinical Sleep Medicine, February 15, 2019. Vol. 15, No. 2.

4. Engleman HM, Asgari-Jirhandeh N, McLeod AL, Ramsay CF, Deary IJ, Douglas NJ. Self-reported use of CPAP and benefits of CPAP therapy: a patient survey. Chest. 1996;109(6):1470-6.

5. Kushida CA, Littner MR, Hirshkowitz M, Morgenthaler TI, Alessi CA; Boehlecke BB, et al. Practice Parameters for the Use of Continuous and Bilevel Positive Airway Pressure DevicestoTreatAdultP atientsWithSleep-RelatedBreathingDisorders. SLEEP, Vol. 29, No. 3, 200.

6. Epstein LJ et al. Clinical Guideline for the Evaluation, Management and Long-term Care of Obstructive Sleep Apnea in Adults Adult Obstructive Sleep Apnea: Task Force of the American Academy of Sleep Medicine. Journal of Clinical Sleep Medicine, Vol.5, No. 3, 2009.

7. Morgenthaler TI, Aurora RN, Brown T, Zak R, Alessi C, Boehlecke B, et al. Practice parameters for the use of autotitrating continuous positive airway pressure devices for titrating pressures and treating adult patients with obstructive sleep apnea syndrome: an update for 2007. An American Academy of Sleep Medicine report. Sleep. 2008;31(1):141-7.

8. Smith I, Lasserson TJ. Pressure modification for improving usage of continuous positive airway pressure machines in adults with obstructive sleep apnoea. Cochrane Database Syst Rev 2009.

9. Reeves-Hoché MK, Hudgel DW, Meck R, Witteman R, Ross A, Zwillich CW. Continuous versus bilevel positive airway pressure for obstructive sleep apnea. Am J Respir Crit Care Med. 1995; 151:443-9.

10. Kushida CA, Berry RB, Blau A, Crabtree T, Fietze I, Kryger MH, Kuna ST, Pegram GV Jr, Penzel T. Positive airway pressure initiation: a randomized controlled trial to assess the impact of therapy mode and titration process on efficacy, adherence, and outcomes. Sleep. 2011 Aug 1;34(8):1083-92.

11. Powell ED, Gay PC, Ojile JM, Litinski M, Malhotra A.A Pilot Study Assessing Adherence to Auto-Bilevel Following a Poor Initial Encounter with CPAP. J Clin Sleep Med. 2012; 8(1):43-7.

12. Weaver TE, Maislin G, Dinges DF, Bloxham T, George CF, Greenberg H, et al. Relationship between hours of CPAP use and achieving normal levels of sleepiness and daily functioning. Sleep 2007;30:711-9.

13. Genta PR, Kaminska M, Bradley AE. Ebben MR, Krieger AC, Lichuan Ye RT, Weaver TE, Vanderveken OM, Lorenzi-Filho G, Young PD, Henever W, on behalf of the American Thoracic Society Assembly on Sleep and Respiratory Neurobiology. The Importance of Mask Selection on Continuous Positive Airway Pressure Outcomes for Obstructive Sleep Apnea. An Official American Thoracic Society Workshop Report. Ann Am Thorac Soc. 2020 Oct; 17(10): 1177-85.

14. Lettieri CJ, Collen JF, Eliasson AH, Quast TM. Sedative use during continuous positive airway pressure titration improves subsequent compliance: a randomized, double-blind, placebo-controlled trial. Chest. 2009a; 136:1263-8.

15. Gallego CW, Dibur E, Salomone C, Di Bartolo CG. Compliance with continuous positive airway pressure therapy in patients with sleep apnea/hypopnea syndrome. Medicina (B Aires). 2004;64(5):395-9.

16. Vidigal TA, Brasil EB, Mello-Fujita L, Ferreira MN, Moreira GA. Proposed management model for the use of telemonitoring of adherence topositive airway pressure equipment-Position Paper of the Brazilian association of Sleep Medicine-ABMS, Sleep Science, 2020.

11

Higiene do sono

Leticia Maria Santoro Franco Azevedo Soster
Maíra Medeiros Honorato Ferrari
Carolina Vicaria Rodrigues D'Aurea

QUESTIONAMENTOS NORTEADORES

- O que é higiene do sono?
- Como aplicar aspectos de higiene do sono em pacientes em tratamento de apneia obstrutiva do sono (AOS)?

INTRODUÇÃO

Dormir bem é essencial para a saúde e qualidade de vida de qualquer pessoa. Uma das principais funções do sono é garantir um adequado equilíbrio homeostático ao longo da vida. A presença de algum distúrbio do sono ou alteração no padrão de sono pode impactar negativamente a saúde tanto a curto como a longo prazo.

As recomendações da Higiene do Sono (HS) consistem em orientações focadas no processo de adormecer, de modo a proporcionar uma noite de sono tranquila e com menos interrupções de natureza comportamental. A HS vem se mostrando como uma importante aliada quando o assunto é qualidade de sono, contribuindo para que o indivíduo usufrua ao máximo das horas que consegue reservar para dormir.[1]

Vale ressaltar que a HS deverá ser adequada a cada indivíduo, sempre levando em consideração as metas pessoais, os objetivos e dificuldades de cada um.

DESCRIÇÃO

A educação sobre HS busca desvendar as causas da perturbação do sono, corrigindo-as e aprimorando o conhecimento do paciente sobre o sono, auxiliando-o a melhorar os hábitos e o ambiente que o cerca para garantir um sono de boa qualidade. O objetivo principal desta educação é regularizar o ritmo circadiano, melhorando o processo de vigília ao longo do dia, capacitando e preparando o cérebro para o momento que antecede o sono.[2]

LEMBRAR

Realizar uma boa HS é fundamental em todas as idades seja como prevenção ou parte do tratamento de algum distúrbio ou alteração no padrão de sono.

INDICAÇÃO

Nos casos dos pacientes com apneia obstrutiva do sono (AOS), a HS também tem como objetivo adicional, melhorar a adesão ao CPAP.[3-5]

AVALIAÇÃO

A prática da HS pode ser quantificada através de perguntas durante a anamnese ou por questionário estruturado.

Um importante aliado nesta avaliação é o Índice de Higiene do Sono, instrumento que contém treze itens destinados a avaliar comportamentos e hábitos relacionados ao sono (Tabela 11.1). Trata-se de um questionário autorreferido que pode ser útil no planejamento do tratamento e no manejo das práticas de higiene do sono. Possui validação para o português e representa uma maneira confiável de avaliar a higiene do sono de forma quantitativa.[6]

MÉTODO

Na avaliação pelo índice de HS, os participantes são solicitados a relatar com que periodicidade se envolvem em tais comportamentos em uma escala de frequência, respondendo com "sempre", "frequentemente", "às vezes", "raramente" ou "nunca" a cada uma das perguntas. A pontuação total é derivada da soma de todas as questões e representa uma avaliação global da higiene do sono, sendo pontuações mais altas um indicativo de estado de higiene do sono mal adaptativo.[7]

Tabela 11.1. Índice de Higiene do Sono, Versão Português do Brasil do *Sleep Hygiene Index* (SHI)[6]

Abaixo, você encontrará uma lista de afirmações. Avalie com que frequência cada uma delas ocorre no seu dia-a-dia, escolhendo a alternativa mais adequada: 1. Nunca 2. Raramente 3. Às vezes 4. Frequentemente 5. Sempre					
1. Durante o dia, tiro sonecas/cochilos de duas horas ou mais	1	2	3	4	5
2. Vou para cama em horários diferentes a cada dia	1	2	3	4	5
3. Saio da cama em horários diferentes a cada dia	1	2	3	4	5
4. Dentro do período de uma hora antes de ir para cama, pratico exercício físico ao ponto de suar	1	2	3	4	5
5. Duas vezes ou mais na semana, fico na cama por mais tempo do que deveria	1	2	3	4	5
6. Dentro do período de quatro horas antes de ir para cama, ou mesmo depois de ir para cama, uso álcool, tabaco, cafeína ou outras substâncias estimulantes	1	2	3	4	5
7. Faço algo que poderia me manter acordado(a) antes da hora de dormir (por exemplo: jogo videogame, uso internet ou limpo a casa)	1	2	3	4	5
8. Vou para cama me sentindo estressado(a), raivoso(a), triste ou nervoso(a)	1	2	3	4	5
9. Uso minha cama para outras coisas além de dormir e fazer sexo (por exemplo: assistir TV, ler, comer ou estudar)	1	2	3	4	5
10. Durmo em uma cama desconfortável (com colchão ou travesseiro ruins, muitos ou poucos cobertores)	1	2	3	4	5
11. Durmo em um quarto desconfortável (muito claro, muito abafado, muito quente, muito frio ou muito barulhento)	1	2	3	4	5
12. Realizo tarefas importantes antes do horário de dormir (por exemplo: pago contas, marco compromissos ou estudo)	1	2	3	4	5
13. Penso, planejo ou me preocupo quando já estou na cama	1	2	3	4	5

ATENÇÃO

A prática da HS é indicada classicamente aos pacientes que apresentam insônia, porém também é aplicável a qualquer indivíduo com alteração no padrão de sono por quaisquer outras causas (respiratórias, cognitivas, circadianas e comportamentais).

SÍNTESE DOS ESTUDOS E ABORDAGEM

Hábitos adequados de HS são recomendados para melhorar a qualidade do sono em pacientes com AOS, pois estão associados a melhora da função psicossocial e sintomas diurnos, redução da sonolência excessiva diurna, maior adesão ao uso do CPAP e, consequentemente, melhor qualidade de vida destes indivíduos.[3,8]

As técnicas comportamentais incluídas na HS ensinam os pacientes a terem práticas mais saudáveis com relação ao seu estilo de vida, podendo proporcionar melhor quantidade e qualidade do sono e são resumidas no Quadro 11.1.[2,9]

Quadro 11.1. Técnicas comportamentais da HS

Manter horários regulares para acordar e dormir	Essa regularidade é importante para sincronização do relógio biológico. Evitar exposição à luz no início da noite é fundamental para favorecer a liberação de melatonina, que é secretada na ausência de luz. Por outro lado, a exposição à luz solar, no período da manhã, é um aliado importante na regulação do ciclo circadiano.
Evitar ingerir bebidas alcoólicas ou com cafeína próximo ao horário de dormir	O consumo de cafeína pode dificultar o processo de adormecer e aumentar o número de despertares ao longo da noite. É essencial questionar sobre o consumo e quantidade de bebidas alcoólicas e fundamental reconciliar os hábitos do paciente em relação ao consumo apropriado de álcool. Consumir álcool antes de dormir afeta os sintomas dos pacientes com AOS. É sabidamente conhecido que o álcool reduz a tensão muscular da via aérea superior (VAS), aumenta a resistência à inalação e diminui a resposta de despertar das estruturas da VAS. Além disso, há evidências de que a ingestão de álcool pode causar ou piorar a AOS, aumentando a frequência e duração das pausas respiratórias, assim como o quadro de sonolência excessiva diurna.
Fazer pequenas e leves refeições antes de dormir	Evitar ingerir alimentos muito pesados e calóricos perto do horário de dormir. O processo de digestão torna-se mais lento durante a noite e pode estimular a secreções de ácidos que causam azia. O ideal é optar por lanches mais leves e saudáveis.
Evitar cochilar	A prática de cochilar durante o dia é uma condição associada à pior higiene do sono em pacientes com AOS. Quando o sono foi restaurador ao longo da noite, provavelmente, o corpo não sentirá necessidade de cochilar ao longo do dia. Mas, se houver esta necessidade, faça apenas um cochilo ao longo do dia, logo após o almoço, com duração máxima de 20 a 30 minutos para não interferir no sono noturno.
Evitar praticar exercícios físicos intensos próximos ao horário de dormir	Atualmente, diversas evidências científicas apontam que praticar exercício físico regularmente é uma excelente opção não farmacológica de tratamento e prevenção para diversos distúrbios e alterações de sono. Por outro lado, alguns estudos demonstram que exercitar-se, vigorosamente, próximo ao horário que se pretende dormir, de 2 a 3 horas antes de deitar, pode estimular áreas cerebrais e prejudicar o sono.
Usar a cama apenas para dormir e atividade sexual	Assistir TV, utilizar o celular e o hábito de ler na cama são condições associadas à pior higiene do sono em pacientes com Apneia Obstrutiva do Sono. Não utilizar a cama para atividades relacionadas ao trabalho, lazer ou alimentação treina o cérebro a entender que quando estiver na cama é porquê tem a intenção de dormir.

Cuidado com a utilização de eletrônicos no período da noite	A produção de melatonina ocorre na ausência de luz, ou seja, ir para cama na companhia de dispositivos eletrônicos que emitem luz (computador, *tablet*, celular) pode dificultar a indução do sono. A recomendação é que de 30 minutos a 1 hora antes do horário que se pretende dormir, estes dispositivos sejam desligados.
Preparar o ambiente para dormir	É importante controlar a temperatura, a luz e os ruídos. Temperatura e umidade inadequadas tendem a aumentar os sintomas diurnos e noturnos e estão associadas à altas pontuações na Escala de Sonolência de Epworth. Temperatura ou a umidade muito alta ou muito baixa levam a frequentes despertares durante o sono, atenuando a quimiorresponsividade ventilatória à hipóxia e à hipercapnia, o que resulta em redução na resposta de excitação, estendendo o período de apneia. Isso está intimamente relacionado à diminuição da saturação do oxigênio, que pode piorar os sintomas da apneia. Se necessário, utilizar máscaras para os olhos, cortinas para bloquear a entrada de luz e tampões para os ouvidos.
Criar uma rotina pré-sono	Realizar atividades que exigem intensa concentração ou excitação emocional antes de dormir estimulam o sistema nervoso central e perturbam o padrão normal de sono, levando à baixa qualidade do sono, piorando os sintomas noturnos e consequentemente, aumentando a intensidade dos sintomas diurnos e a sonolência diurna. Manter um ritual de sono ajuda a avisar o organismo que está chegando a hora de dormir. A sequência deve ser individualizada: pode ser uma boa leitura, meditação, *mindfulness*, oração, técnicas de relaxamento, um chá ou um banho quente. A leitura não relacionada ao trabalho ou problemas é um hábito interessante. Caso não consiga adormecer em até 30 minutos, ou, se despertar ao longo da noite, o ideal é levantar-se da cama e sair do quarto, retornando para a cama apenas quando estiver com sono.
Orientar quanto à cessação do tabagismo	O tabagismo é considerado um fator de risco para o desenvolvimento de Apneia Obstrutiva do Sono. Foi demonstrado que os fumantes são quatro a cinco vezes mais prováveis serem diagnosticados com AOS grave do que os não fumantes. O tabagismo causa distúrbio da via aérea superior (VAS), aumenta o edema na membrana mucosa e a resistência da VAS. Além disso, a nicotina estimula o sistema nervoso central, o que pode perturbar e alterar os padrões de sono dos pacientes.

Fonte: Scrima, Guilleminault.10,11

ATENÇÃO

Especificamente para os quadros de AOS, em associação ao tratamento específico e adequado para cada caso, é importante:[12]

- Evitar dormir em posição supina e procurar dormir em decúbito lateral.
- Aumentar cuidado com uso de medicações que possam causar relaxamento muscular e/ou depressão respiratória (por exemplo: relaxantes musculares, ansiolíticos, hipnóticos, opioides).
- Elevar a cabeceira da cama.

CONSIDERAÇÕES FINAIS

Os sintomas dos pacientes com AOS podem ser aliviados com a prática de hábitos adequados de HS. O manejo e o treino de estratégias para melhorar a higiene do sono podem ser terapia adicional no tratamento destes pacientes, sem necessitar de equipamento ou custo adicionais.

Hábitos inadequados de HS podem afetar negativamente a sintomatologia dos pacientes com AOS. Portanto, avaliação, educação e correção dos hábitos relacionados ao sono devem fazer parte da terapia, em associação com os demais tratamentos propostos, seja uso de pressão positiva na via aérea ou cirúrgico.

PONTOS-CHAVE

- Técnicas de Higiene do Sono auxiliam na condução dos pacientes com Apneia Obstrutiva do Sono, melhorando adesão ao tratamento e reduzindo fatores contribuintes para intensificação dos sintomas.
- São medidas acessíveis, sem custo adicional ao tratamento e que podem prevenir piora e não adesão.
- Recomenda-se orientar tais técnicas desde o início da abordagem do paciente com AOS.

REFERÊNCIAS

1. Chung KF, et al. Sleep hygiene education as a treatment of insomnia: a systematic review and meta-analysis. Fam Pract, 2018. 35(4): p. 365-75.

2. Maness DL, Khan M. Nonpharmacologic Management of Chronic Insomnia. American family physician 92, 1058-64, 2015.

3. Kitamura T, Miyazaki S, Koizumi H, Takeuchi S, Tabata T, Suzuki H. Sleep hygiene education for patients with obstructive sleep apnea.Sleep Biol. Rhythms (2016) 14 (Suppl 1):S101-6.

4. Wozniak DR, Lasserson TJ, Smith I. Educational, supportive and behavioural interventions to improve usage of continuous positive airway pressure machines in adults with obstructive sleep apnoea. Cochrane Database Syst Rev. 2004;. doi:10.1002/14651858.CD007736.pub2.

5. Lettieri CJ, Walter RJ. Impact of group education on continuous positive airway pressure adherence. J Clin Sleep Med. 2013;9:537-41.

6. Tonon AC, et al. The Brazilian-Portuguese version of the Sleep Hygiene Index (SHI): validity, reliability and association with depressive symptoms and sleep-related outcomes. Sleep Sci. 2020;13(1):37-48.

7. Mastin DF, Bryson J, Corwyn R. "Assessment of sleep hygiene using the Sleep Hygiene Index." Journal of behavioral medicine. 29.3 (2006): 223-7.

8. Lam B, Sam K, Mok WY, et al. Randomised study of three non-surgical treatments in mild to moderate obstructive sleep apnoea, Thorax 62 (2007) 354-9.

9. Siengsukon CF, Al-Dughmi M, Stevens S. Sleep Health Promotion: Practical Information for Physical Therapists. Physical therapy 97, 826-836, 2017.

10. Scrima L, Broudy M, Nay KN, Cohn MA. Increased severity of obstructive sleep apnea after bedtime alcohol ingestion: diagnostic potential and proposed mechanism of action. Sleep 1982;5:318-28.

11. Guilleminault C, Rosekind M. The arousal threshold: sleep depriva- tion, sleep fragmentation, and obstructive sleep apnea syndrome. Bull Eur Physiopathol Respir 1981;17:341-9.

12. Jung SY, et al. Sleep hygiene-related conditions in patients with mild to moderate obstructive sleep apnea. Auris Nasus Larynx (2018).

12

Obesidade e apneia do sono

Paula Waki Lopes Da Rosa
Simão Augusto Lottenberg
Hilton Telles Libanori

QUESTIONAMENTOS NORTEADORES

- Qual a relação entre obesidade e apneia obstrutiva do sono (AOS)?
- Qual o tratamento para indivíduos com obesidade e AOS?

INTRODUÇÃO

A Apneia Obstrutiva do Sono (AOS) é uma condição crônica em que ocorre o colapso repetitivo das vias aéreas durante o sono, causando episódios intermitentes de dessaturação e reoxigenação durante a noite.[1] Já a Síndrome da Apneia Obstrutiva do Sono (SAOS) caracteriza-se pela presença de um índice de apneia-hipopneia (IAH) de pelo menos cinco episódios por hora, associado a sonolência significativa durante o dia.[2]

A Síndrome da Hipoventilação da Obesidade (SHO) é definida como um distúrbio respiratório do sono com hipoventilação noturna persistente, causando hipercapnia ($PaCO_2$ ≥ 45 mmHg) durante o dia. Nessa condição, a obesidade (IMC ≥ 30 kg/m^2) precisa ser identificada como fator causal exclusivo da hipoventilação alveolar.[3]

FISIOPATOLOGIA

Na obesidade, o excesso de gordura no tórax e abdômen pode reduzir a complacência da caixa torácica, limitando a movimentação diafragmática e causando a compressão do pulmão, o que por sua vez pode gerar atelectasias bibasais, fechamento de pequenas vias aéreas e aumento da rigidez e resistência pulmonar.[4]

Além disso, o aumento da gordura (e consequentemente, da circunferência) cervical também contribui para o aumento da pressão intraluminal e colabamento das vias aéreas.

ATENÇÃO

Todas as modificações decorrentes da obesidade implicam em aumento da resistência das vias aéreas e redução da capacidade expiratória residual, levando ao aumento do trabalho respiratório e consequentemente, à posterior redução progressiva da capacidade pulmonar inspiratória e total.[4,5]

Por outro lado, os distúrbios respiratórios do sono estão associados ao aumento da atividade simpática e do estresse oxidativo gerados pela hipóxia intermitente, e promovem o aumento de citocinas inflamatórias, como IL-6, TNF-α, contribuindo para a perpetuação do estado inflamatório já existente na obesidade.[6]

VOCÊ SABIA?

Um sono de qualidade ruim ou quantidade insuficiente também causa alterações na secreção de mediadores envolvidos na fome e saciedade (grelina e leptina, respectivamente). Essas alterações hormonais causam aumento do apetite, e especificamente o aumento da fissura (cravings) por comidas altamente calóricas, facilitando o ganho de peso. Temos, portanto, um ciclo vicioso, já que o ganho de peso contribui para o desenvolvimento da AOS e essa, por sua vez, favorece o desenvolvimento da obesidade.[7,8]

Além disso, cada uma dessas condições por si só já possui suas consequências deletérias ao organismo, pois aumentam a morbidade e severidade de outras doenças crônicas, como diabetes e hipertensão.[9,10]

EPIDEMIOLOGIA

Um estudo publicado em 2014 revelou que a prevalência de obesidade no mundo aumentou em 27,5% nos adultos e 47% nas crianças durante o período de 1980 a 2013.[11] Segundo esse estudo, 2,1 bilhões de pessoas apresentam sobrepeso (IMC $\geq$ 25 kg/m^2) e 500 milhões, obesidade (IMC $\geq$ 30 kg/m^2).

A prevalência da AOS também tem aumentado nos últimos anos: o estudo de Hypnolaus estimou uma prevalência de AOS de 84% nos homens e de 61% nas mulheres.[12]

Já a SHO é bem menos prevalente na população geral: 0,3-0,4%.[13] Mas, quando avaliada em indivíduos com obesidade, esse valor é superior a 20%.[14] Pacientes com SHO apresentam maior morbimortalidade, mesmo quando comparados a indivíduos com obesidade severa (IMC $\geq$ 40 kg/m^2), mas eucápnicos (PaCO$_2$ $\leq$ 45 mmHg).[15]

LEMBRAR

Embora a AOS e a SHO sejam condições diferentes, comumente ambas estão presentes em indivíduos com obesidade, principalmente naqueles com IMC $\geq$ 35 kg/m^2.

RASTREAMENTO E DIAGNÓSTICO

O diagnóstico é feito quando existe a queixa e quadro clínico de sono de má qualidade (engasgos noturnos, apneia presenciada, sonolência e cefaleia diurnas, humor depressivo, queixas de memória ruim e dificuldade de concentração) associados à comprovação objetiva de distúrbio respiratório noturno.[16]

LEMBRAR

Embora o ronco seja uma queixa frequente em indivíduos acima do peso, nem sempre ele está associado a AOS.

A escala de sonolência de Epworth (*Epworth Sleepiness Scale* – ESS)[17] é a ferramenta de rastreamento mais utilizada na prática clínica, mas sua especificidade para sintomas respiratórios noturnos é baixa, a correlação com a gravidade da AOS é ruim, e sua pontuação é frequentemente subestimada pelos pacientes.[18]

O questionário STOP-Bang também pode ser aplicado, com o intuito de classificar os pacientes em baixo risco (pontuação 0-2) ou alto (risco pontuação 5-8) para AOS. No entanto, pacientes com obesidade já são classificados como alto risco por essa ferramenta, sendo de pouca utilidade nessa população.[19]

INDICAÇÃO

Segundo as diretrizes da sociedade americana de endocrinologia,[20] a AOS deve ser investigada em todo paciente com IMC > 25 kg/m² durante a consulta médica (anamnese e exame físico), já que é bastante prevalente em indivíduos com sobrepeso e obesidade. Por outro lado, todos os pacientes com AOS devem ser avaliados para a presença de sobrepeso e obesidade (aferição de peso, altura, circunferência abdominal e cervical).

A polissonografia tipo 1 é o exame padrão-ouro para diagnóstico de AOS[21] e deve ser considerada em pacientes com alto risco para AOS (de acordo com apresentação clínica, gravidade do excesso de peso e sintomatologia).

No entanto, por não ser um exame disponível e de fácil acesso à população geral, a Academia Americana de Medicina do Sono (AAMS) definiu em 2017 que a comprovação objetiva de AOS por qualquer método diagnóstico validado em um paciente com sinais ou sintomas que sugiram alto risco é suficiente para o estabelecimento do diagnóstico de AOS, desde que o conjunto seja avaliado por um médico especializado em medicina do sono.[22]

ATENÇÃO

É importante descartar também hipoventilação diurna, seja pela constatação de hipercapnia ($PaCO_2$ ≥ 45 mmHg) por coleta de gasometria arterial, seja pela verificação de aumento do bicarbonato sérico venoso (Bic ≥ 27 mmol/L). Embora o último método seja menos invasivo, é importante se certificar de que não há fatores confundidores, como o uso de diuréticos.[14,23,24] A presença de outras possíveis causas de hipóxia crônica, como hipertensão pulmonar, também deve ser descartada.

TRATAMENTO

Tratamento clínico

O tratamento da AOS no paciente com sobrepeso ou obesidade não é diferente do realizado na população de peso normal, com algumas considerações: o tratamento principal e mais eficaz da AOS moderada a grave é o realizado com aplicação de pressão positiva contínua (CPAP), pois promove a abertura das vias aéreas, expansão pulmonar e melhor troca gasosa, além de eliminar o ronco, e reduzir de forma significativa a IAH e promover melhora imediata dos sintomas.[25]

LEMBRAR

A obesidade é o principal fator de risco para o desenvolvimento de distúrbios respiratórios do sono, tem tratamento,[26] e a perda de peso sempre deve ser recomendada no paciente com AOS que apresentar sobrepeso ou obesidade.

Estudos revelam que a perda de peso, além de proporcionar melhora dos parâmetros da AOS, também facilita o manejo das comorbidades, como diabetes e hipertensão, e promove melhora da qualidade de vida.[18]

Um estudo realizado com a população do *Wisconsin Sleep Cohort Study*,[27] que avaliou o impacto da perda de peso sobre a AOS,[28] demonstrou que o ganho de 10% do peso corporal promove um aumento de 32% do IAH, e um risco de desenvolver AOS moderada a grave seis vezes maior em relação ao que seria esperado se o indivíduo permanecesse com o mesmo peso. Por outro lado, a redução de 10% do peso promove uma redução do IAH em 26% em relação a quem se mantém no próprio peso.

A Sociedade Americana de Tórax recomenda que todo paciente com AOS e excesso de peso seja estimulado a participar de programas multidisciplinares que promovam mudanças comportamentais, redução de ingestão calórica e aumento de atividade física.[29]

INDICAÇÃO

A farmacoterapia sempre deve ser considerada em pacientes com IMC ≥ 30 kg/m^2 ou IMC ≥ 27 kg/m^2 com comorbidades associadas a obesidade (como a AOS).[20]

AOS e cirurgia bariátrica e metabólica

Algumas metanálises sugerem que a cirurgia bariátrica pode promover uma melhora de até 86% da AOS.[30-32] Na derivação intestinal em Y de Roux, por exemplo, de cada 3 pacientes com obesidade grau III e AOS moderada ou grave que são submetidos a essa técnica, 2 apresentam remissão da AOS.[33] Esse dado é bastante relevante quando levamos em consideração a alta prevalência da AOS nos indivíduos com IMC > 40 kg/m².

Dos indivíduos submetidos a cirurgia bariátrica, 94% apresentam AOS, e essa associação está relacionada a pior prognóstico cirúrgico.[34] No entanto, ela é diagnosticada em apenas em 38% dos pacientes.[35-38]

INDICAÇÃO

Pacientes com indicação de cirurgia bariátrica ou metabólica com indícios de AOS devem ser submetidos a polissonografia, seja para rastreamento e diagnóstico específico de gravidade da AOS,[39] seja para o tratamento com CPAP, quando houver indicação, ainda no período pré-operatório.[40]

Embora uma grande perda de peso proporcione melhora importante da AOS, a cirurgia bariátrica não pode ser vista como cura da apneia do sono. O IAH pode persistir elevado ou não diminuir suficientemente para valores que não requeiram o tratamento com CPAP. Por esse motivo, a maior parte dos estudos recomenda que o tratamento com pressão positiva não seja interrompido após a cirurgia bariátrica sem antes a realização de uma polissonografia comprovando melhora significativa do IAH.[41,42]

ATENÇÃO

A AOS representa um risco cirúrgico e anestésico adicional à cirurgia bariátrica e metabólica. Dessa forma, é fundamental o diagnóstico pré-operatório e cuidados especiais que também envolvem cuidados anestésicos e pós-operatórios imediatos.

O uso do CPAP traz benefícios hemodinâmicos, metabólicos e respiratórios que beneficiam o paciente bariátrico em seu preparo pré-operatório. Não há consenso na literatura sobre o uso pré-operatório do CPAP, nem por quanto tempo, mas acreditamos que além dos benefícios já citados, o paciente que já faz uso rotineiro do CPAP não terá dificuldade em utilizar esse equipamento no pós-operatório.

LEMBRAR

O paciente bariátrico portador de AOS apresenta maior dificuldade durante a intubação orotraqueal, o que deve ser bem avaliado previamente pelo anestesiologista. Frequentemente é necessário o uso de equipamentos especiais como glidescope ou mesmo o auxílio de endoscopia.

Pacientes obesos têm maior chance de recirculação de drogas depressoras do sistema nervoso central durante a recuperação pós-anestésica, podendo levar a depressão e parada respiratória. Nesses casos, a reintubação pode ser muito difícil, levando a resultados catastróficos. O uso de pressão positiva (CPAP) na recuperação pós-operatória desse grupo é desejável não só para garantir a ventilação adequada, mas com a vantagem adicional de evitar atelectasias pulmonares.

Cirurgiões bariátricos e cirurgiões do aparelho digestivo em geral têm restrições em permitir o uso do CPAP no pós-operatório de cirurgias do trato digestivo alto, envolvendo anastomoses esofágicas ou gástricas. O motivo é o risco de deglutição do ar em pressão positiva levando a aumento da pressão sobre anastomoses e suturas recentes, o que pode resultar em fístulas. Apesar de haver estudos mostrando a segurança do método, casos anedóticos sempre acabam por manter esse receio.

Intui-se que os pacientes com uso e adaptação prévia ao CPAP apresentarão um risco diminuído de deglutição do ar sob pressão. Principalmente se fizerem uso do equipamento e máscara aos quais já estão acostumados. Esse seria um benefício adicional ao uso pré-operatório do CPAP.

PONTOS-CHAVE

- AOS e obesidade são duas condições crônicas interligadas, que implicam em aumento da morbimortalidade geral, e cuja prevalência ao longo das últimas décadas vem aumentando.
- Todo paciente com AOS deve ser rastreado para obesidade, e todo paciente com excesso de peso deve ser rastreado para AOS.
- O principal tratamento da AOS é o CPAP.
- O paciente com AOS e excesso de peso deve ser avaliado por um especialista, para que seja definida a melhor estratégia de perda de peso (comportamental, medicamentosa ou cirúrgica).
- Cuidados especiais de pré, peri e pós-operatórios devem ser instituídos a pacientes com AOS candidatos a cirurgias bariátricas e metabólicas.

REFERÊNCIAS

1. Punjabi NM. The epidemiology of adult obstructive sleep apnea. Proc Am Thorac Soc. 2008;5(2):136-43.

2. Jordan AS, McSharry DG, Malhotra A. Adult obstructive sleep apnoea. Lancet. 2014;383(9918):736-47.

3. Crummy F, Piper AJ, Naughton MT. Obesity and the lung: 2. Obesity and sleep-disordered breathing. Thorax. 2008;63(8):738-46.

4. O'Donnell DE, Ciavaglia CE, Neder JA. When obesity and chronic obstructive pulmonary disease collide. Physiological and clinical consequences. Ann Am Thorac Soc. 2014;11(4):635-44.

5. McClean KM, Kee F, Young IS, Elborn JS. Obesity and the lung: 1. Epidemiology. Thorax. 2008;63(7):649-54.

6. Randerath W, Verbraecken J, Andreas S, Arzt M, Bloch KE, Brack T, et al. Definition, discrimination,

diagnosis and treatment of central breathing disturbances during sleep. Eur Respir J. 2017;49(1).

7. Leinum CJ, Dopp JM, Morgan BJ. Sleep-disordered breathing and obesity: pathophysiology, complications, and treatment. Nutr Clin Pract. 2009;24(6):675-87.

8. Spiegel K, Tasali E, Penev P, Van Cauter E. Brief communication: Sleep curtailment in healthy young men is associated with decreased leptin levels, elevated ghrelin levels, and increased hunger and appetite. Ann Intern Med. 2004;141(11):846-50.

9. Kent BD, Grote L, Bonsignore MR, Saaresranta T, Verbraecken J, Lévy P, et al. Sleep apnoea severity independently predicts glycaemic health in nondiabetic subjects: the ESADA study. Eur Respir J. 2014;44(1):130-9.

10. Yoshihisa A, Takeishi Y. Sleep Disordered Breathing and Cardiovascular Diseases. J Atheroscler Thromb. 2019;26(4):315-27.

11. Ng M, Fleming T, Robinson M, Thomson B, Graetz N, Margono C, et al. Global, regional, and national prevalence of overweight and obesity in children and adults during 1980-2013: a systematic analysis for the Global Burden of Disease Study 2013. Lancet. 2014;384(9945):766-81.

12. Heinzer R, Vat S, Marques-Vidal P, Marti-Soler H, Andries D, Tobback N, et al. Prevalence of sleep-disordered breathing in the general population: the HypnoLaus study. Lancet Respir Med. 2015;3(4):310-8.

13. Mokhlesi B. Obesity hypoventilation syndrome: a state-of-the-art review. Respir Care. 2010;55(10):1347-62; discussion 63-5.

14. Balachandran JS, Masa JF, Mokhlesi B. Obesity Hypoventilation Syndrome Epidemiology and Diagnosis. Sleep Med Clin. 2014;9(3):341-7.

15. Piper A. Obesity Hypoventilation Syndrome: Weighing in on Therapy Options. Chest. 2016;149(3):856-68.

16. McNicholas WT. Diagnosis of obstructive sleep apnea in adults. Proc Am Thorac Soc. 2008;5(2):154-60.

17. Johns MW. A new method for measuring daytime sleepiness: the Epworth sleepiness scale. Sleep. 1991;14(6):540-5.

18. Meurling IJ, Shea DO, Garvey JF. Obesity and sleep: a growing concern. Curr Opin Pulm Med. 2019;25(6):602-8.

19. Chung F, Abdullah HR, Liao P. STOP-Bang Questionnaire: A Practical Approach to Screen for Obstructive Sleep Apnea. Chest. 2016;149(3):631-8.

20. Garvey WT, Mechanick JI, Brett EM, Garber AJ, Hurley DL, Jastreboff AM, et al. American association of Clinical Endocrinologists and American College of Endocrinology Comprehensive Clinical Practice Guidelines for Medical Care of Patients with Obesity. Endocr Pract. 2016;22 Suppl 3:1-203.

21. Kapur VK, Auckley DH, Chowdhuri S, Kuhlmann DC, Mehra R, Ramar K, et al. Clinical Practice Guideline for Diagnostic Testing for Adult Obstructive Sleep Apnea: An American Academy of Sleep Medicine Clinical Practice Guideline. J Clin Sleep Med. 2017;13(3):479-504.

22. Rosen IM, Kirsch DB, Chervin RD, Carden KA, Ramar K, Aurora RN, et al. Clinical Use of a Home Sleep Apnea Test: An American Academy of Sleep Medicine Position Statement. J Clin Sleep Med. 2017;13(10):1205-7.

23. Masa JF, Pépin JL, Borel JC, Mokhlesi B, Murphy PB, Sánchez-Quiroga M. Obesity hypoventilation syndrome. Eur Respir Rev. 2019;28(151).

24. Manuel ARG, Hart N, Stradling JR. Is a raised bicarbonate, without hypercapnia, part of the physiologic spectrum of obesity-related hypoventilation? Chest. 2015;147(2):362-8.

25. Patil SP, Ayappa IA, Caples SM, Kimoff RJ, Patel SR, Harrod CG. Treatment of Adult Obstructive Sleep Apnea with Positive Airway Pressure: An American Academy of Sleep Medicine Clinical Practice Guideline. J Clin Sleep Med. 2019;15(2):335-43.

26. Dempsey JA, Skatrud JB, Jacques AJ, Ewanowski SJ, Woodson BT, Hanson PR, et al. Anatomic determinants of sleep-disordered breathing across the spectrum of clinical and nonclinical male subjects. Chest. 2002;122(3):840-51.

27. Young T, Palta M, Dempsey J, Skatrud J, Weber S, Badr S. The occurrence of sleep-disordered breathing among middle-aged adults. N Engl J Med. 1993;328(17):1230-5.

28. Peppard PE, Young T, Palta M, Dempsey J, Skatrud J. Longitudinal study of moderate weight change and sleep-disordered breathing. JAMA. 2000;284(23):3015-21.

29. Hudgel DW, Patel SR, Ahasic AM, Bartlett SJ, Bessesen DH, Coaker MA, et al. The Role of Weight Management in the Treatment of Adult Obstructive Sleep Apnea. An Official American Thoracic Society Clinical Practice Guideline. Am J Respir Crit Care Med. 2018;198(6):e70-e87.

30. Sarkhosh K, Switzer NJ, El-Hadi M, Birch DW, Shi X, Karmali S. The impact of bariatric surgery on obstructive sleep apnea: a systematic review. Obes Surg. 2013;23(3):414-23.

31. Ashrafian H, Toma T, Rowland SP, Harling L, Tan A, Efthimiou E, et al. Bariatric Surgery or Non-Surgical Weight Loss for Obstructive Sleep Apnoea? A Systematic Review and Comparison of Meta-analyses. Obes Surg. 2015;25(7):1239-50.

32. Buchwald H, Avidor Y, Braunwald E, Jensen MD, Pories W, Fahrbach K, et al. Bariatric surgery: a systematic review and meta-analysis. JAMA. 2004;292(14):1724-37.

33. Fredheim JM, Rollheim J, Sandbu R, Hofsø D, Omland T, Røislien J, et al. Obstructive sleep apnea after weight loss: a clinical trial comparing gastric bypass and intensive lifestyle intervention. J Clin Sleep Med. 2013;9(5):427-32.

34. Flum DR, Belle SH, King WC, Wahed AS, Berk P, Chapman W, et al. Perioperative safety in the longitudinal assessment of bariatric surgery. N Engl J Med. 2009;361(5):445-54.

35. Daltro C, Gregorio PB, Alves E, Abreu M, Bomfim D, Chicourel MH, et al. Prevalence and severity of sleep apnea in a group of morbidly obese patients. Obes Surg. 2007;17(6):809-14.

36. Kolotkin RL, LaMonte MJ, Walker JM, Cloward TV, Davidson LE, Crosby RD. Predicting sleep apnea in bariatric surgery patients. Surg Obes Relat Dis. 2011;7(5):605-10.

37. Palla A, Digiorgio M, Carpenè N, Rossi G, D'Amico I, Santini F, et al. Sleep apnea in morbidly obese patients: prevalence and clinical predictivity. Respiration. 2009;78(2):134-40.

38. Rasmussen JJ, Fuller WD, Ali MR. Sleep apnea syndrome is significantly underdiagnosed in bariatric surgical patients. Surg Obes Relat Dis. 2012;8(5):569-73.

39. Schumann R, Jones SB, Cooper B, Kelley SD, Bosch MV, Ortiz VE, et al. Update on best practice recommendations for anesthetic perioperative care and pain management in weight loss surgery, 2004-2007. Obesity (Silver Spring). 2009;17(5):889-94.

40. Fritscher LG, Mottin CC, Canani S, Chatkin JM. Obesity and obstructive sleep apnea-hypopnea syndrome: the impact of bariatric surgery. Obes Surg. 2007;17(1):95-9.

41. Dixon JB, Schachter LM, O'Brien PE, Jones K, Grima M, Lambert G, et al. Surgical vs conventional therapy for weight loss treatment of obstructive sleep apnea: a randomized controlled trial. JAMA. 2012;308(11):1142-9.

42. Greenburg DL, Lettieri CJ, Eliasson AH. Effects of surgical weight loss on measures of obstructive sleep apnea: a meta-analysis. Am J Med. 2009;122(6):535-42.

13

Tratamento fonoterápico da apneia obstrutiva do sono

Ana Paula Ferraz Rosa

Rosana Tieppo Arevallo

QUESTIONAMENTOS NORTEADORES

- Qual o papel da fonoterapia no tratamento da apneia obstrutiva do sono (AOS)?

INTRODUÇÃO

A Terapia Miofuncional Orofacial (TMO) refere-se a um conjunto de técnicas e procedimentos individualizados que aprimoram, corrigem e/ou reabilitam os músculos e funções orofaciais baseados em um planejamento terapêutico. Este se baseia em dados do problema, avaliações clínicas fonoaudiológicas, médicas e dos demais profissionais, além de exames complementares.[1]

Quando pensamos nos distúrbios do sono e a atuação do Fonoaudiólogo os caminhos nos levam a discussão da importância de mais estudos e aprofundamento na fisiologia do sono diante das possíveis relações dos distúrbios respiratórios do sono (DRS) com os distúrbios da respiração, deglutição, da função da musculatura orofacial, das deformidades dentofaciais, entre outros.

Dentre os tratamentos dos DRS, a abordagem fonoaudiológica é considerada como tratamento conservador, podendo ser realizado de forma isolada ou complementar a outros tratamentos.[2]

INDICAÇÕES

INDICAÇÃO

O tratamento fonoterápico pode ser indicado para pacientes com ronco primário e/ou apneia obstrutiva do sono (AOS).

Os melhores resultados são encontrados em pacientes com ronco e AOS leve/moderada,[2,3] podendo também ser indicado como tratamento coadjuvante a outros tratamentos, como cirurgias, aparelhos de pressão aérea positiva continua na via aérea (CPAP) e aparelho intraoral de avanço mandibular (AIO).[1]

AVALIAÇÃO

O foco principal da avaliação fonoaudiológicas é determinar os desequilíbrios musculares e miofuncionais do sistema estomatognático que possam interferir na via aérea superior (VAS) durante o sono.

A avaliação compreende em saber história e queixa quanto a respiração e sono, cansaço, dificuldade no uso do CPAP e/ou AIO.

Para questões como qualidade do sono, sugere-se o *Questionário de Pittsburg;* por sua vez, o Escala de Sonolência de Epworth abrange questões sobre a chance de cochilar em diversas situações e o *Questionário de Berlim* é indicado para avaliar risco para AOS.

MÉTODO

Quanto a avaliação específica fonoaudiológica faz-se necessário mensurar as alterações quanto aos aspectos estruturais, de forma, volume, mobilidade, tônus e função através de registro por fotos e vídeos com a maior quantidade de informação para posterior comparação.

Nesse caso, também a aplicação de protocolos existentes com os quais o profissional esteja mais familiarizado, mas sem esquecer da especificidade da avaliação para os DRS e dados importantes a serem considerados, como:

- Dados antropométricos.
- Análise das estruturas e musculaturas.
- Avaliação funcional.

TERAPIA

O tratamento fonoterápico visa trabalhar a motricidade e o tônus dos músculos da VAS, com o objetivo de aumentar a sua patência e, assim, melhorar a AOS.

MÉTODO

Inicialmente, uma avaliação clínica do sistema sensório motor oral, mobilidade e tonicidade da região orofaríngea, função da articulação temporomandibular e funções estomatognáticas (respiração, mastigação, deglutição e fala) é realizada; e a depender dos achados, é proposto um programa de exercícios para o tratamento da AOS.[2-4]

A partir dos estudos realizados, foram desenvolvidos protocolos de exercícios baseados nas múltiplas funções da VAS: respiração, mastigação, deglutição, fala e observação clínica dos pacientes com AOS. Foram utilizados exercícios específicos objetivando o reposicionamento de língua, que busquem a contração da musculatura intrínseca e extrínseca da língua, mobilidade de palato mole e úvula e os que recrutam os músculos da VAS.[5]

Seguem alguns exemplos de exercícios que podem ser realizados a depender da avaliação do fonoaudiólogo, visto que a prescrição de exercícios são individualizados e podem acarretar distúrbios quando realizados sem a devida indicação

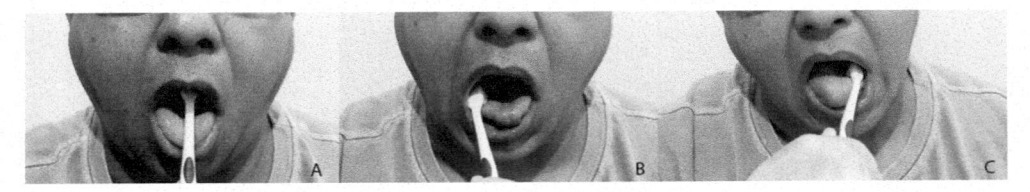

Figura 13.1. **Foto do paciente realizando escovação lingual em região medial posterior(A), lateral direita (B) e lateral esquerda (C).**

Fonte: Acervo das autoras.

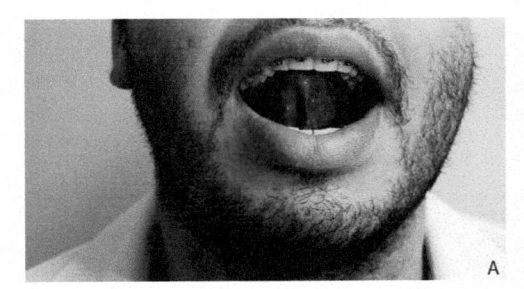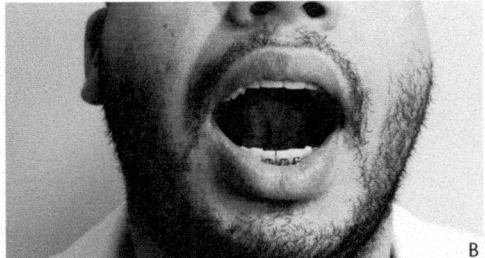

Figura 13.2. **Paciente realizando deslizamento anteroposterior da papila (A) em direção ao palato mole (B).**

Fonte: Acervo das autoras.

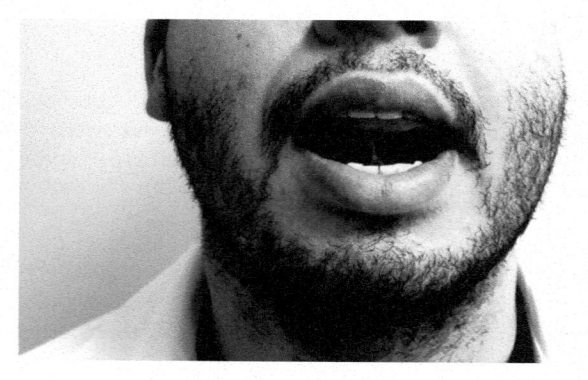

Figura 13.3. Paciente realizando sucção de toda a língua contra o palato.

Fonte: Acervo das autoras.

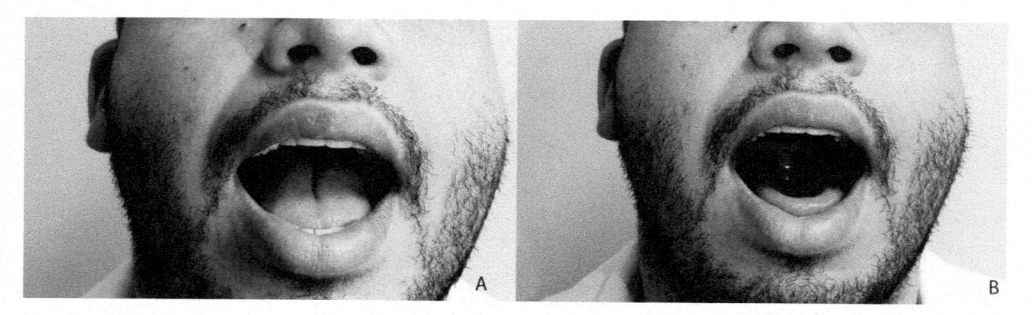

Figura 13.4. Paciente realizando a emissão da vogal A oral aberta.

Fonte: Acervo das autoras.

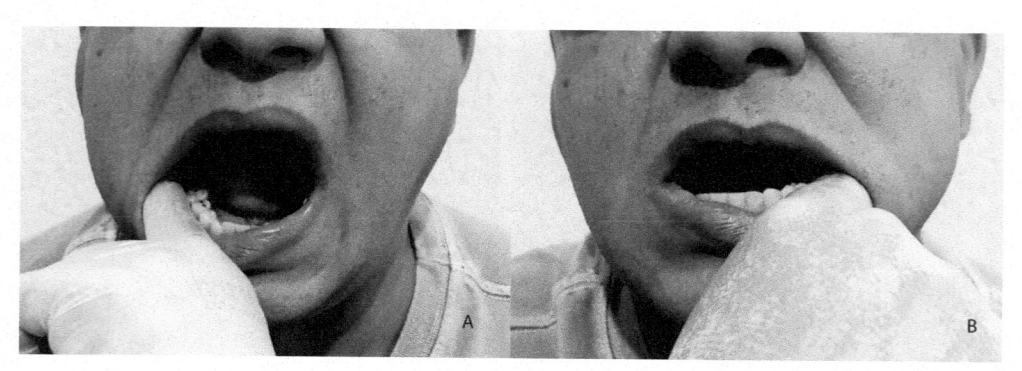

Figura 13.5. Paciente realizando recrutamento do músculo bucinador contra o dedo indicador e depois com movimento de repetição.

Fonte: Acervo das autoras.

LEMBRAR

Os exercícios são associados ao acompanhamento da higiene do sono, posição ao dormir e perda de peso. Devem ser realizados diariamente e ser modificados quanto ao tempo e tipo a depender da evolução do quadro.

A terapêutica baseia-se na organização das alterações encontradas na avaliação e a proposta deve ser individualizada. De acordo com os estudos, os resultados ocorrem após 12 semanas,[2-4] entretanto, podem ocorrer variações dependendo da gravidade do distúrbio.

PONTOS-CHAVE

- A terapia fonoaudiológica visa a reabilitação muscular e possui limitações.
- O sucesso da terapia fonoaudiológica vai depender de uma adequada avaliação, conduta, conscientização e expectativa do paciente.
- Ao fonoaudiólogo cabe novos estudos buscando evidências quando associados a outros tratamentos e para melhor compreensão da ação da terapia orofacial.

REFERÊNCIAS

1. Resoluções do Conselho Regional de Fonoaudiologia (Internet).2017. Available from: www. fonoaudiologia.org.br/cffa/index.php/resolucoes/.

2. Guimarães, Drager, Gentil, et al. Effects of oropharyngeal exercises on patients with moderate obstructive sleep apnea syndrome, American Jornal of Repiratory and a Critical Medicine, 2009, vol. 179:962-966, 2009.

3. Ieto V, Kayamori F, Montes MI, Hirata RP, Gregório MG, Alencar AM, Drager LF, Genta PR, Lorenzi-Filho G. Effects of Oropharyngeal Exercises on Snoring: A Randomized Trial. Chest. 2015 Sep;148(3):683-691. doi: 10.1378/chest.14-2953. PMID: 25950418.

4. Diaféria G, Truksinas E, Haddad FLM, Silva RS, Bommarito S, Gregorio LK, et al. Phonoaudiological assessment of patients with obstructive sleep apnea. Sleep Sci; 4 (1):1-7, 2011.

5. Bianchini EMG, Kayamori F, Lorenzi-Filho G. Distúrbios do Sono: classificações e tipos de tratamento. In: Picinato-Pirola M, Ramos VF, Tanigute CC,Silva ASG, MarchesanIQ, Tessitore A, et al (orgs). Tratado de Motricidade Orofacial. São José dos Campos: Pulso Editorial, 2019. P. 733-64.

14

Tratamento da apneia obstrutiva do sono com aparelhos intraorais

Eliana Regina Lottenberg Vago

QUESTIONAMENTOS NORTEADORES

- Quais as recomendações para tratamento da apneia obstrutiva do sono (AOS) e ronco com aparelho intraoral (AIO)?
- Quais as principais razões para reavaliar o tratamento com AIO?

INTRODUÇÃO

O tratamento da apneia obstrutiva do sono (AOS) inclui modificação comportamental, perda de peso, medicação, pressão positiva contínua das vias aéreas (CPAP), aparelhos intraorais (AIO) e procedimentos cirúrgicos.[1]

Os AIO são bem tolerados pela maioria dos pacientes, com adesão supostamente de 40% a 80%.[1] Os principais fatores que parecem influenciar a adesão ao tratamento com AIO são atribuídos ao material, tipo de aparelho, a presença de mobilidade mandibular, ao ajuste quanto à protrusão, retenção, gravidade da doença, nas características da via aérea, dentre outros.[2-4]

Recomenda-se os aparelhos individualizados, ou seja, moldados e confeccionados em laboratório, geralmente em resina, sobre os modelos do paciente. Os AIO ajustáveis são mais utilizados que o monobloco por permitirem titulação de forma gradativa na presença de um ou mais expansores. (Nível de Evidência II)[5]

TIPOS DE APARELHOS INTRAORAIS

CONCEITO

O AIO é um dispositivo usado durante o sono, o qual promove o avanço da mandíbula aumentando a via aérea superior, tanto no sentido latero-lateral quanto antero-posterior devido ao deslocamento anterior da base da língua, epiglote e palato mole.

A finalidade destes aparelhos é a eliminação dos eventos respiratórios, restauração do padrão de sono normal, redução dos microdespertares e da adequada oxigenação arterial noturna.[6] A seguir são apresentados os diferentes tipos.

APARELHOS RETENTORES LINGUAIS

Aparelhos retentores linguais (ARL) (Figuras 14.1 a 14.3) são pré-fabricados em material maleável, que possuem um bulbo plástico com formato arredondado e com função de succionar a língua e mantê-la posicionada anteriormente.

Esses aparelhos são indicados, em geral, para pacientes que possuem condição dental insatisfatória (pouco utilizados e pouco estudados).

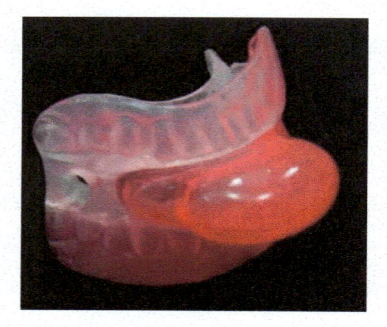

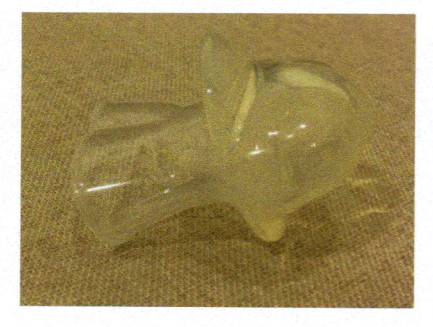

Figura 14.1. Dispositivo de retenção lingual. A protração da língua é alcançada devido ao *design* do dispositivo, o que resulta em uma ligeira pressão negativa no compartimento lingual do dispositivo, seguindo o deslocamento de ar uma vez que a língua é colocada neste compartimento.

Fonte: The tongue-retaining device: efficacy and side effects in obstructive sleep apnea syndrome. Lazard DS, Blumen M, Lévy P, Chauvin P, Fragny D, Buchet I, et al. PMID: 19961027. J Clin Sleep Med. 2009 Oct 15;5(5):431-8.

Figura 14.2. AVEOtsd® retentor lingual (Innovative Health Technologies Limited, Dunedin, New Zealand).

Fonte: Randomized crossover study of tongue-retaining device and positive airway pressure for obstructive sleep apnea. Banhiran W, Durongphan A, Keskool P, Chongkolwatana C, Metheetrairut C PMID: 31754961. Randomized Controlled Trial Sleep Breath. 2020 Sep;24(3):1011-8.

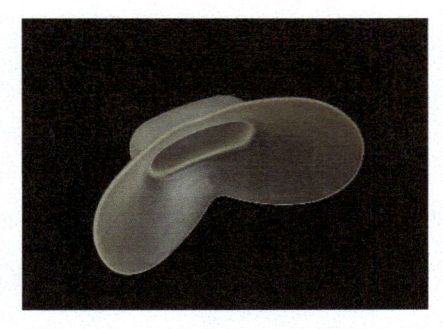

Figura 14.3. O Aparelho Retentor Lingual (ARL) é um dispositivo pré-fabricado que trata o ronco e a apneia do sono reposicionando a língua para frente. Não é preciso impressão. Este aparelho não é autoclavável.

Fonte: Acervo da autora.

APARELHOS REPOSICIONADORES MANDIBULARES (ARM)

Os aparelhos reposicionadores mandibulares (ARM) têm sua retenção nos dentes. Podem ser:

- Pré-fabricados (Figura 14.4): os aparelhos pré-fabricados são sugeridos apenas para uso temporário pelo Food and Drug Administration (FDA).[7]
- Individualizados (Figura 14.5): AIO feito sob medida (confeccionado em laboratório) mostrou ser mais eficaz do que uma aparelho pré-fabricado no tratamento da AOS.[5] (Nível de Evidência II)

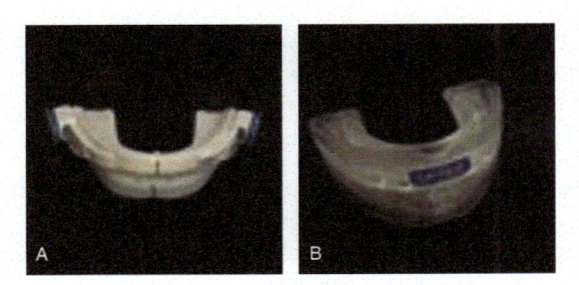

Figura 14.4 . ARM pré-fabricados: (A) BluePro® (BlueSom, France); (B) Apnea RX.

Fonte: Acervo da autora.

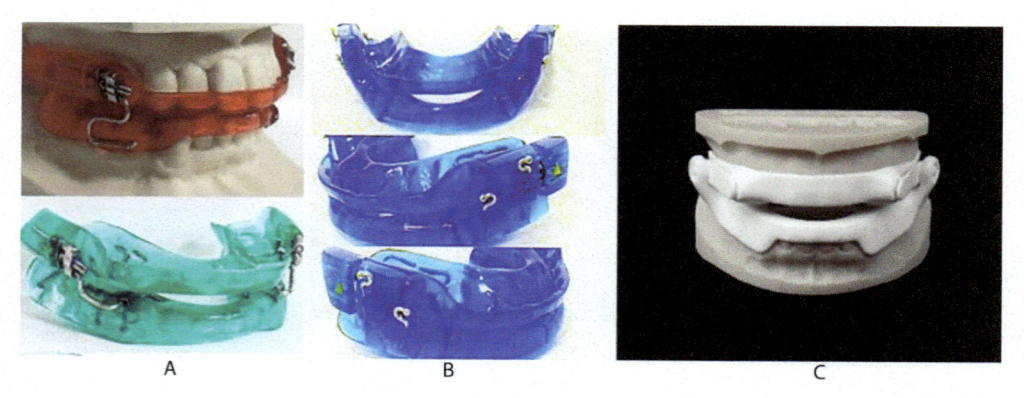

Figura 14.5. ARM individualizados: (A) PM posiltioner ;(B) Somonodent; (C) Panthera D-SAD.

Fonte: Laboratório Leog (Figuras A e B) e Great lakes (Figura C).

INDICAÇÕES E CONTRAINDICAÇÕES

O tratamento com AIO apresenta melhor resultado em pacientes com ronco primário, Síndrome da Resistencia da Via Aérea Superior (SRVAS) e AOS leve e moderada (Níveis de Evidência I e II).[2-4]

Também podem ser indicados em casos de AOS moderada e grave, com intolerância ou falência ao tratamento com CPAP.[8]

ATENÇÃO

Os AIOs são contraindicados em pacientes com apneia predominantemente central, disfunção temporomandibular grave, condições dentais inapropriadas e doença periodontal grave.[9,10]

EFEITOS COLATERAIS POSSÍVEIS

As evidências disponíveis dos efeitos colaterais das terapias para ronco e AOS com AIO são limitadas e sugerem que têm como efeito alterações na morfologia craniofacial, sendo predominantemente de natureza dentária, especialmente a longo prazo. Os pacientes devem ser informados sobre as possíveis mudanças.[11]

TERAPIAS DE SUPORTE

Exercícios mandibulares melhoram a terapia com AIO para AOS. Os exercícios foram considerados eficazes na redução da dor e no aumento da adesão com o AIO e melhorando significativamente a qualidade de vida e qualidade de sono (Figura 14.6).[12]

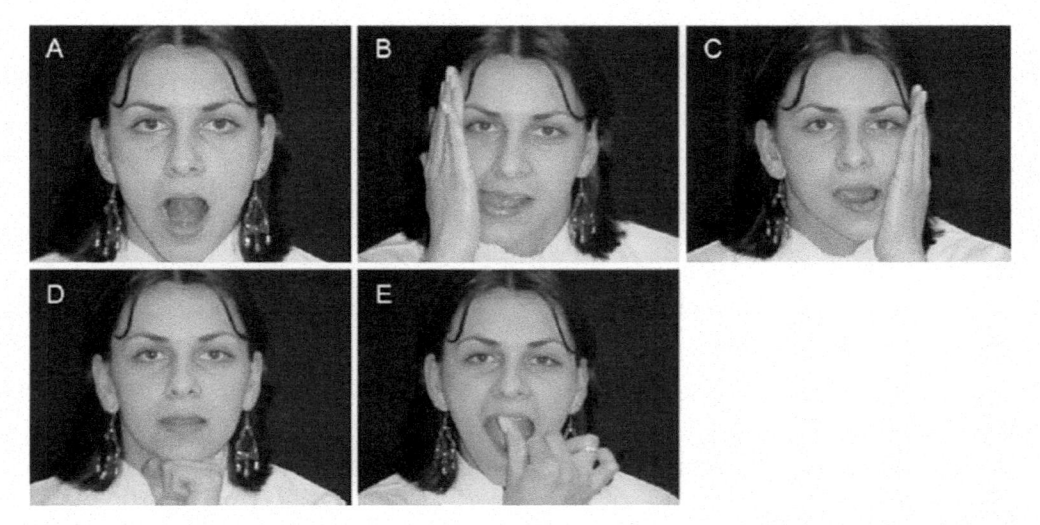

Figura 14.6. (A): abertura bucal com língua no céu da boca (manter por 2 a 3seg) e fechar sem contato dos dentes; (B) e (C): movimentos laterais, (B) para o lado direito e para o centro (C) para o lado esquerdo e para o centro (a mão serve para perceber o movimento, não devendo forçar a mandíbula); (D) e (E): alternar os movimentos, (D) abertura com resistência da mão em punho e (E) abertura com dedos em pinça.

Fonte: Cunali PA, Almeida FR, Santos CD, Valdrichi NY, Nascimento LS, Dal-Fabbro C, et al. Mandibular exercises improve mandibular advancement device therapy for obstructive sleep apnea. Sleep and Breathing volume 15, pages717-27 (2011).

SEGUIMENTO

Redução insuficiente do ronco, persistência de eventos apneicos, desenvolvimento de determinados efeitos colaterais relacionados ao tratamento (alterações oclusais e DTM), desconforto e eficácia limitada percebida pelo paciente ou pelo profissional, falha na adesão (cerca de 45% da não adesão ocorre nos primeiros 6 meses de terapia), são principais razões para reavaliar o tratamento com AIO.[13] Sugere-se controle através dos sintomas clínicos e da polissonografia. Recomenda-se avaliação médica após a adaptação do AIO e polissonografia com AIO na posição final.

LEMBRAR

Não existe um consenso na literatura quanto ao acompanhamento dos pacientes, deste modo, recomenda-se retornos a cada 6 meses com o dentista para controle dos possíveis efeitos colaterais dessa terapia.[10] (Nível de evidência IV)

PROTOCOLO DE TRATAMENTO COM APARELHOS INTRAORAIS NO HOSPITAL ISRAELITA ALBERT EINSTEIN

- Diagnóstico médico da AOS e indicação médica para o tratamento com AIO.
- Encaminhamento a um dentista com treinamento em AOS.
- Avaliação clínica feito pelo dentista (condição dental geral, ATM e músculos da mastigação): é necessário que o paciente apresente pelo menos 10 dentes em cada arcada e movimento de protusão mandibular de pelo menos 5 mm. A amplitude de protusão e retrusão máxima mandibular é medida em mm, com o uso do George Gauge (Great Lakes Ortodontics, Ltd., Nova York, EUA) (Figura 14.7).

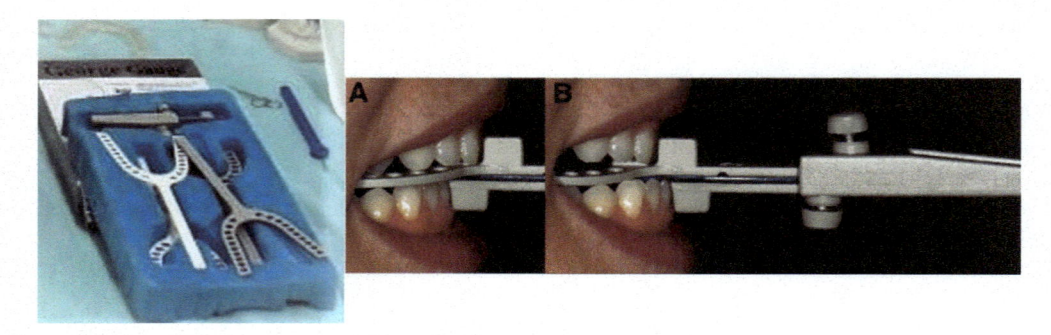

Figura 14.7. Retrusão máxima (A) e protusão máxima (B).

Fonte: Acervo da autora e catálogo do dispositivo Great Lakes.

- Documentação ortodôntica (radiografia panorâmica, cefalometria, fotos e modelos das arcadas).
- Indicação do tipo de AIO.
- Moldagem.
- Instalação do aparelho (aparelho montado normalmente com 50% de avanço).
- Orientações de uso: colocação, conservação, possíveis efeitos colaterais, diário de sono e diário de uso do aparelho.
- Assinatura do termo de consentimento.
- Protocolo (3-4 meses) cada 15 dias para titulação do AIO com avanço mandibular progressivo.

No final do protocolo recomenda-se a reavaliação médica, conforme descrita na Figura 14.8.

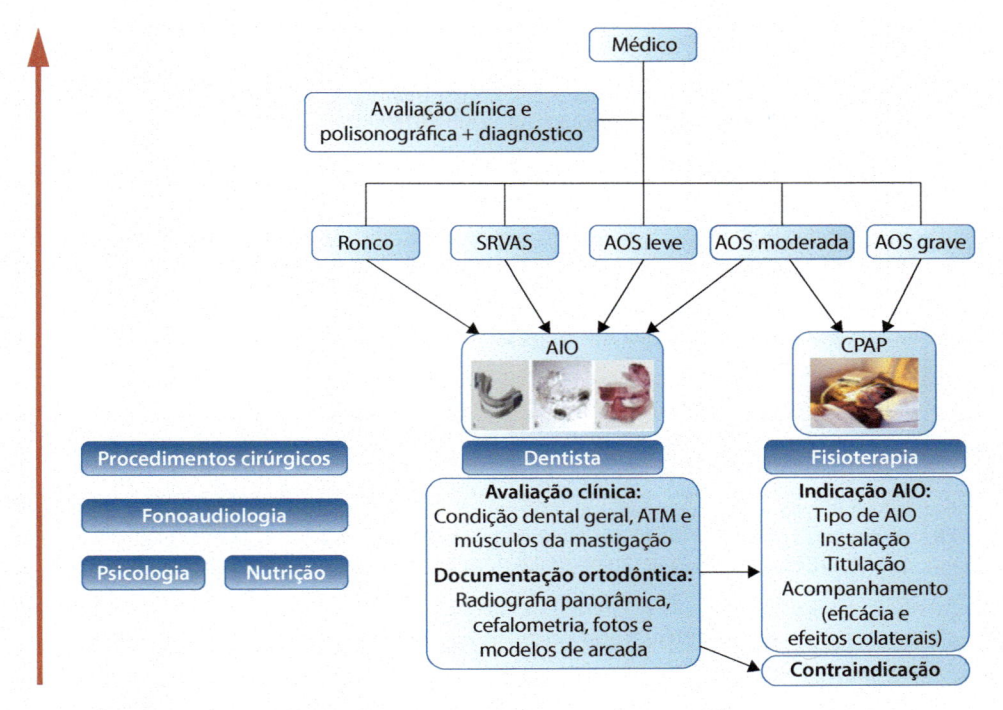

Figura 14.8. **Fluxograma de atendimento enfatizando a reavaliação médica.**

Fonte: Fabbro CD, Chaves C Jr. Organograma adaptado do livro "A Odontologia na Medicina do Sono", Dental Press Editora,2010, capítulo 12.

PONTOS-CHAVE

- O tratamento com aparelho intraoral é uma opção para pacientes com ronco e apneia obstrutiva do sono, devendo ser realizado após uma avaliação adequada.
- Avaliações médicas e odontológicas a curto, médio e longo prazo devem ser realizados observando: alterações oclusais, ganho de peso, menopausa, medicações, hábitos, flacidez muscular devido ao avanço da idade, recuo na quantidade de avanço mandibular por problema de fixação do mecanismo, perda de retenção dentaria e quebra ou deterioração do aparelho.

REFERÊNCIAS

1. Chang HP, Chen YF, Du JK. Obstructive sleep apnea treatment in adults. Kaohsiung J Med Sci. 2020 Jan;36(1):7-12. doi: 10.1002/kjm2.12130. Epub 2019 Sep 12. PMID: 31512369.

2. Lim J, Lasserson TJ, et al. (2006). Oral appliances for obstructive sleep apnoea. Cochrane Database Syst Rev (1): CD004435.

3. Ahrens A, McGrath C, et al. A systematic review of the efficacy of oral appliance design in the management of obstructive sleep apnoea. Eur J Orthod 2011;33(3): 318-24.

4. Li W, Xiao L, Hu J. The comparison of CPAP and OA in treatment of patients with OSA: A systematic review and meta-analysis. Respir Care. 2013;58(7):1184-95.

5. Vanderveken OM, Devolder A, Marklund M, Boudewyns AN, Braem MJ, Okkerse W, et al. Comparison of a custom-made and a thermoplastic oral appliance for the treatment of mild sleep apnea. Am J Respir Crit Care Med. 2008 Jul 15;178(2):197-202. doi: 10.1164/rccm.200701-114OC. Epub 2007 Aug 2.

6. García NM, Blaya F, Urquijo EL, Heras ES, D'Amato R. Oral appliance for Obstructive Sleep Apnea: Prototyping and Optimization of the Mandibular Protrusion Device. Journal of Medical Systems volume 43, Article number: 107 (2019) PMID: 30887223.

7. American Sleep Disorders Association. Practice parameters for the treatment of snoring and obstructive sleep apnea with oral appliances. Sleep. 1995; 18(6):511-3.

8. Clinical Practice Guideline for the Treatment of Obstructive Sleep Apnea and Snoring with Oral Appliance Therapy: An Update for 2015. Ramar K, Dort LC, Katz SG, Lettieri CJ, Harrod CG, Thomas SM, et al. J Clin Sleep Med. 2015 Jul 15;11(7):773-827. PMID: 26094920.

9. Bittencourt LRA, et al. Consenso Brasileiro – Diagnóstico e tratamento da Síndrome da Apneia Obstrutiva do Sono. São Paulo: Livraria Médica Paulista, 2008.

10. Kushida, et al. Practice Parameters for treatment of Snoring and Obstructive Sleep Apnea with Oral Appliances: an Update for 2005. Sleep,2006, 29(2):240-3.

11. Martins OFM, Chaves CM Jr, Rossi RRP, Cunali PA, Dal-Fabbro C, Bittencourt L. Side effects of mandibular advancement splints for the treatment of snoring and obstructive sleep apnea: a systematic review. Dental Press J Orthod. 2018. Aug 1;23(4):45-54. PMID: 30304153.

12. Cunali PA, Almeida FR, Santos CD, Valdrichi NY, Nascimento LS, Dal-Fabbro C, Tufik S, Bittencourt LRA. Mandibular exercises improve mandibular advancement device therapy for obstructive sleep apnea. Sleep and Breathing volume 15, pages717-27 (2011).

13. Lettieri CJ, Almeida FR, Cistulli PA, Carra MC. Oral Appliances for the Treatment of Obstructive Sleep Apnea-Hypopnea Syndrome and for Concomitant Sleep Bruxism. Principles and Practice of Sleep Medicine, 6. ed. ISBN: 978-0-323-24288-2. Elsevier, 2017.

15

Tratamento cirúrgico da apneia obstrutiva do sono

Fernanda Louise Martinho Haddad

Denilson Fomin

Luci Black Tabacow Hidal

Elcio Roldan Hirai

Marcelo Ferreira dos Anjos

Mauricio Kurc

Pedro Augusto Magliarelli Filho

Ralph Silveira Dibbern

Sergio Salomão

Luis Carlos Gregório

Sérgio Luis de Miranda

Daniel Perin

QUESTIONAMENTOS NORTEADORES

- Quais as principais estratégicas cirúrgicas no manejo da apneia obstrutiva do sono (AOS)?
- Existe alguma técnica cirúrgica capaz de eliminar a AOS por completo?

INTRODUÇÃO

As alterações da via aérea superior (VAS) e craniofaciais fazem parte dos fatores de risco associados a AOS. Deste modo, em casos selecionados, o tratamento cirúrgico é uma das opções terapêuticas para esses pacientes. Os procedimentos cirúrgicos podem ser indicados e realizados isoladamente ou em conjunto. Neste capítulo serão abordados os principais procedimentos cirúrgicos e suas indicações.

CIRURGIA NASAL

A obstrução nasal é uma queixa comum e presente em 45% dos pacientes com distúrbios respiratórios relacionados ao sono. Apesar de a cavidade nasal responder por 50% do total da resistência ao fluxo de ar na via aérea superior, o papel da obstrução nasal na fisiopatologia da AOS ainda é incerto.[1]

As patologias mais frequentes encontradas em pacientes com obstrução nasal e AOS são:

- Desvio do septo.
- Hipertrofia dos cornetos.
- Hipertrofia de adenoide.
- Insuficiência da válvula nasal interna ou externa.
- Doenças inflamatórias da mucosa nasal, como rinite e rinossinusites crônicas.
- Pólipos, tumores, atresia de coanas são causas menos frequentes, que também podem contribuir para a obstrução nasal.[1,2]

CONCEITO

Na AOS, a faringe é o segmento da VAS passível de colapso durante o sono.

A resistência da via área é inversamente proporcional à quarta potência de seu raio. Desta forma, mesmo pequenas alterações no fluxo nasal podem aumentar significativamente a resistência, gerando uma pressão negativa na orofaringe aumentando a probabilidade de colabamento.[1]

Acredita-se também que a obstrução nasal possa resultar em uma diminuição do estímulo de mecanorreceptores da mucosa nasal, capazes de ativar a musculatura dilatadora da faringe, por meio de reflexos neurorrespiratórios entre o segmento V3 do nervo trigêmeo e motoneurônios do nervo hipoglosso.[3]

Até o momento nenhum estudo de grande relevância conseguiu mostrar redução do índice de apneia e hipopneia por hora de sono (IAH) na polissonografia, com a cirurgia da obstrução nasal como tratamento exclusivo de pacientes apneicos.

O tratamento cirúrgico nasal, no entanto, mostrou-se capaz de reduzir a sonolência excessiva diurna, melhorar a qualidade de vida e reduzir o número de despertares relacionados ao esforço respiratório (RERAs).[2,4]

LEMBRAR

O tratamento cirúrgico nasal pode ser considerado uma terapia adjuvante na AOS.

As cirurgias nasais mais comuns realizadas para melhora da respiração nasal incluem:

- Septoplastia.
- Turbinectomia.
- Reconstrução da válvula nasal.

- Adenoidectomia.
- Cirurgia endoscópica funcional dos seios paranasais.[1,4]

Essas cirurgias, a critério do cirurgião, podem ser associadas a outras para o tratamento da AOS no mesmo ato operatório.

A septoplastia é o procedimento realizado para correção dos desvios do septo. O resultado cirúrgico varia de acordo com a topografia e grau do desvio. Os desvios do septo anterior tendem a ser mais obstrutivos e a correção destes promove maior redução na resistência nasal e, portanto, maior resposta à cirurgia quando comparada às correções dos desvios posteriores. Os desvios mais acentuado tipo classe II e III costumam ter indicação de cirurgia somente quando a sintomatologia é concordante com a alteração anatômica.

A turbinectomia é o procedimento realizado para a redução dos cornetos nasais quando hipertrofiados. O procedimento é melhor quando realizado por via endoscópica. Diversas técnicas podem ser empregadas de acordo com a anatomia e a preferência ou experiência do cirurgião, tais como ressecção submucosa dos cornetos, ressecção parcial osteomucosa, fraturas laterais dos cornetos inferiores, cauterização térmica, laser e radiofrequência.

A cirurgia da válvula nasal envolve a reconstrução das válvulas externa e/ou interna. Em alguns pacientes a parede lateral e as asas nasais podem colapsar durante a inspiração profunda devido falta de sustentação destas estruturas. Esta condição é denominada de insuficiência das válvulas nasais.

Diversas técnicas cirúrgicas são descritas, como o *alar rim*, *spreader graft*, *battem graft*, *turn in flap* de cruz lateral e lateral *strut graft*. Tais técnicas são seguras e promovem melhora significativa da colapsabilidade do vestíbulo nasal durante a inspiração profunda.

A adenoidectomia está indicada em pacientes com hipertrofia de adenoide e o procedimento pode ser realizado por via endoscópica transnasal ou transoral. Diversas técnicas também são descritas, como a curetagem com curetas de Beckmann, o uso de microdebridador, radiofrequência e eletrocautério, com resultados pós-operatórios semelhantes.

Há poucos dados na literatura sobre os efeitos da cirurgia endoscópica dos seios paranasais, como terapia adjuvante no tratamento da AOS. Porém, a exérese de pólipos nasais e o controle do processo inflamatório nasossinusal contribuem para melhora do fluxo aéreo.

A melhora da respiração obtida com as cirurgias nasais também contribui com o aumento da adesão à terapia com pressão positiva na via aérea, principal recurso não cirúrgico no tratamento da AOS.

SAIBA MAIS

Estudos mostram que o tratamento cirúrgico nasal melhora a resistência nasal e é capaz de reduzir os níveis de pressão terapêutica dos aparelhos de pressão aérea positiva, favorecendo a adesão e o aumento no tempo total de uso diário destes dispositivos.[5] Acesse o link a seguir pra saber mais: https://www.ncbi.nlm.nih.gov/pmc/articles/PMC4288609/.

Em resumo, a apneia obstrutiva é um transtorno respiratório do sono caracterizado pelo colapso da via aérea superior durante o sono. A cavidade nasal contribui com metade da resistência ao fluxo da via aérea superior e acredita-se que tenha implicação na fisiopatologia da apneia obstrutiva do sono. Estudos adicionais são necessários para saber ao certo a influência do tratamento cirúrgico nasal na redução dos eventos de apneias e hipopneias durante o sono.

FARINGOPLASTIAS

As faringoplastias envolvem variada gama de procedimentos descritos na literatura, com bons resultados clínicos e polissonográficos desde que bem indicadas, considerando especialmente os prováveis sítios de colabamento faríngeo do paciente com AOS.

A avaliação criteriosa através de exame físico, nasofibrolaringoscopia e eventuais exames complementares como cefalometria, tomografia e ressonância magnética de face, sono-endoscopia, entre outros, e sua correlação com dados clínicos e polissonográficos, são determinantes no sucesso da técnica de eleição.

ATENÇÃO

As faringoplastias são realizadas em centro cirúrgico, sob anestesia geral e intubação oro traqueal e com todas as precauções inerentes a AOS no cuidado perioperatório.

MÉTODO

Existem inúmeras variações técnicas descritas na literatura, que de forma geral consistem na remoção das tonsilas palatinas quando presentes, suturas do plano muscular e mucoso das lojas amigdalianas e ressecção parcial do palato mole e úvula, quando necessário. Contudo, técnicas mais recentes propõem também a miotomia do musculo constritor da faringe. Devido aos insucessos e as complicações das técnicas mais antigas, existe tendência mundial em se optar por técnicas mais funcionais e que abordem principalmente a parede lateral da faringe, poupando a linha média do palato mole.

Ikematsu et al. começaram a fazer cirurgias de uvulopalatofaringoplastia (UPFP) em 1952 e, posteriormente, publicaram os resultados do procedimento para tratamento do ronco em 1964. Ao longo dos anos, foram descritas várias modificações. As técnicas iniciais envolviam ressecção de grandes quantidades de tecido palatino e eram mais associadas aos riscos de:

- Sensação de corpo estranho.
- Garganta seca.
- Sensação de globus.
- Frequência fundamental mais baixa para a fala.
- Secreção.
- Insuficiência velofaríngea.
- Estenose nasofaríngea.

A uvulopalatofaringoplastia foi o procedimento cirúrgico mais realizado na faringe em tratamentos da AOS, no entanto, a taxa de sucesso, quando indicada de forma sistemática, foi de cerca de 40%, porém, se os pacientes forem selecionados de acordo com presença de alterações anatômicas na orofaringe, como hipertrofia tonsilar, pilares medianizados, palato redundante e úvula alongada, a taxa de sucesso é maior.[6]

As revisões sistemáticas de cirurgias UPFP evidenciam grande variabilidade entre os resultados polissonográficos. Inúmeros fatores são considerados desfavoráveis nos resultados, como a gravidade da doença, a idade, a presença de múltiplos locais de obstrução, a obesidade e as alterações anatômicas da maxila e mandíbula.

Nesse sentido, há evidências para que os paciente com tonsilas hipertróficas sejam submetidos a técnicas mais conservadoras, com preservação muscular, como a amigdalectomia ampliada.[6]

MÉTODO

Na amigdalectomia ampliada, o principal objetivo é a ampliação lateral da faringe com preservação e reposicionamento dos pilares, abordando principalmente a parede lateral da orofaringe, poupando e anteriorizando a região do palato mole e da úvula. É realizada a amigdalectomia bilateral, com incisão unciforme periamigdaliana na mucosa que recobre os músculos palatofaríngeo e palatoglosso, após tração medial da mesma, visando a máxima preservação da mucosa desta região. Segue-se a remoção da amígdala por dissecção junto à cápsula da tonsila. É feito então o fechamento do plano muscular da loja amigdaliana, com pontos simples no sentido craniocaudal. Após o fechamento do plano muscular, é feita a remoção do palato "web" quando presente, sendo esse o limite superior da ressecção na linha média. Segue-se então o fechamento do plano mucoso no sentido craniocaudal. Caso a úvula seja considerada longa, segue-se a realização de uvulectomia parcial, correspondente ao terço distal mucoso da mesma.[6]

Até hoje não existe estadiamento ideal para indicação e escolha da técnica, mas quando as tonsilas palatinas não são grau III ou IV, parece haver maior aceitação e resultados mais consistentes entre os otorrinolagingologistas com as técnicas das últimas duas décadas de reposicionamento dos músculos da parede lateral da faringe, seja através da faringoplastia lateral[7] ou faringoplastia expansiva[8]/faringoplastia expansiva funcional.[9] A maior diferença entre as técnicas é no preparo e reposicionamento do músculo palatofaríngeo (PPM).

A faringoplastia lateral (LP), descrita por Cahali em 2003,[7] foi a primeira proposta de reposicionamento dos músculos da parede lateral da faringe no tratamento da AOS.

MÉTODO

A LP consiste na amigdalectomia bilateral, com a elevação do músculo constritor faríngeo superior dentro da fossa amigdalina, e tração ascendente sobre o músculo palatofaríngeo superior, criando lateralmente um retalho palatino, feita ressecção subtotal do músculo palatofaríngeo e os retalhos eram fechados em forma de zetaplastia. Na LP, a mucosa aderida ao músculo palato faríngeo (PPM) é separada do músculo constritor superior da faringe (SPC) e forma um retalho músculo-mucoso espesso e resistente com pedículo superior e medial sem conexão inferior e posterior. Após pequena miotomia do SPC no nível do palato mole, o retalho do PPM é deslocado e suturado em uma posição mais superior e anterior para reforçar a parede lateral da faringe no nível do palato mole.[7]

Adaptações mais recente feitas pelo próprio autor, são mais preservadoras em relação aos retalhos musculares e se utilizam de rotações mais laterais do que superiores.

Baseados nesse novo conceito, Pang & Woodson (2007),[8,9] descreveram a faringoplastia expansiva (ESP) em que uma incisão horizontal é feita no músculo palatofaríngeo (após amigdalectomia), incisões superolaterais são feitas no palato mole, na face inferior do músculo palatofaríngeo, que é então suspenso superolateralmente e Sorrentini, a faringoplastia expansiva funcional.[10]

MÉTODO

Na ESP/FEP o PPM é separado da mucosa e do SPC e seccionado inferiormente, formando um retalho muscular com pedículo superior e medial. A extremidade livre do PPM é rodada anterosuperolateralmente e suturada na transição do palato duro e mole, por baixo da mucosa. A parede lateral da faringe é, então, recoberta pela sutura do retalho mucoso remanescente ao pilar amigdalino anterior. Em todas as técnicas, existe ampliação da orofaringe por remover o PPM que representa o maior volume da parede lateral da faringe. Além disso, eliminam a tração posteroinferior do palato mole pela contração do PPM. Na ESP/FEP, o PPM ancora anteriormente o palato mole e tensiona a parede lateral. Também amplia a área retropalatal, conferindo formato mais retangular.

Em artigo de revisão publicado em 2018,[11] Pang encontrou redução do IAH em média de 19,8 nas faringoplastias laterais e expansivas contra 17,2 nas uvulopalatofaringoplastias clássicas.[10] Também ressalta que os resultados clínicos com tratamento com uso de aparelhos de PAP estagnaram nas últimas duas décadas, em contrapartida ao conhecimento da fisiopatologia da AOS associada a melhores ferramentas para avaliação das vias aéreas e de evoluções de técnicas cirúrgicas mais direcionadas e com resultados significativamente melhores.

Por fim, cabe mencionar o uso recente e crescente, especialmente na Europa de técnicas com uso de suturas barbadas que melhorariam e facilitariam o reposicionamento da musculatura da parede lateral da faringe, tensionando contra estruturas ósseas e ligamentos, mantendo a atividade contrátil da musculatura abordada. Não constituem uma técnica em si, mas ferramenta adicional para adaptação da técnica do cirurgião de acordo com a anatomia do paciente o ponto de fragilidade muscular observado.[12,13]

CIRURGIAS PALATAIS

As cirurgias do palato mole hoje disponíveis são a radiofrequência,[14-16] a escleroterapia[17,18] e os implantes palatais.[19,20] Essas técnicas são consideradas minimamente invasivas, pois não incluem exérese tecidual, podem ser feitas de forma ambulatorial com anestesia local e apresentam baixas taxas de complicações. O principal objetivo dos procedimentos é aumentar os tônus do palato mole, através da substituição do tecido de origem por fibrose, e assim melhorar o ronco.

> ## LEMBRAR
> As cirurgias palatais apresentam melhores resultados em pacientes com ronco e AOS leve, com tonsilas palatinas normotróficas e não obesos.

> ## VOCÊ SABIA
> A radiofrequência é utilizada em diversas especialidades médicas e foi introduzida na Otorrinolaringologia por Powell, em 1997, para o tratamento do ronco. Pode ser aplicada nos cornetos nasais, no palato mole e na base da língua, produzindo uma lesão tecidual térmica e fibrose, com consequente diminuição volumétrica dos tecidos.

Através de uma fonte geradora de energia, introduzimos o eletrodo na superfície do tecido do palato mole, com baixa temperatura e energia controladas. A energia liberada produz uma corrente de lesão, com fibrose e deposição de fibras de colágeno, e após a cicatrização ocorre um enrijecimento da estrutura diminuído seu volume e vibração. Podem ser necessárias várias sessões.

As complicações são raras, como sangramentos, úlceras na mucosa e perfuração palatal. O custo e a recidiva dos sintomas a médio e longo prazo são vistos como desvantagens. A taxa de sucesso na literatura está entre 40 e 60%.[14-16]

Método

A escleroterapia é realizada através da aplicação de uma substância esclerosante no palato mole, que gera uma lesão química com consequente fibrose tecidual.

As substâncias normalmente utilizadas são o etanol 50%, o oleato de etanolamina e a glicose hipertônica 50-75%. O tetradecil sulfato de sódio e o polidocanol também são citados na literatura, mas são de difícil acesso. Pode ser necessária mais de uma aplicação e dentre as três técnicas descritas, é um pouco mais dolorosa, apresenta menor custo e apresenta taxas um pouco maiores de perfuração palatal.[17,18]

Os implantes palatais são pequenos cilindros de poliéster biocompatíveis que são colocados no palato mole, que geram uma lesão de corpo estranho e consequente fibrose tecidual. Podem ser colocados de 3 a 5 implantes. É um procedimento pouco doloroso, com raras complicações, sendo a extrusão a mais frequente.[19,20]

CIRURGIAS DA BASE DA LÍNGUA

A cirurgia de base de língua ganhou destaque nos últimos anos, no tratamento da AOS, em um seleto grupo de pacientes com indicações precisas, após serem submetidos à polissonografia, sonoendoscopia e ressonância magnética do pescoço.

Em termos gerais, existem três grandes indicações para esta intervenção:

- Hipertrofia da tonsila lingual, levando a obstrução da via aérea.
- Exérese de tumores de base de língua.
- Hipertrofia do volume lingual.

Método

Dentre as técnicas de dissecção de base de língua, encontramos o uso de bisturi a frio, eletrocautério, microdebridador, laser de CO_2, *coblation* e TORS ("Trans Oral Robotic Surgery").

A primeira proposta de cirurgia de base de língua, para o tratamento da AOS, foi feita por Fujita et al. em 1991.[21] Nesse estudo, os pacientes participantes apresentavam AOS grave, sem resposta a uvulopalatofaringoplastia prévia e eram traqueostomizados. O exame físico desses pacientes revelava colapso superior a 75% na hipofaringe, durante a manobra de Muller, além de uma desproporção anatômica naquela região.

Apesar da cirurgia de base de língua ser cada vez mais objeto de estudos, podendo-se encontrar na literatura diversas descrições de variações técnicas ou uso de diferentes materiais para sua realização (laser, radiofrequência, bisturi elétrico, robô), não encontramos um estudo que defina uma técnica como exclusiva ou que se sobreponha as outras, em relação aos resultados cirúrgicos finais.[22]

Indicação

A indicação da melhor técnica deve obedecer a experiência individual do cirurgião. Atualmente o uso do sistema robótico com laser de CO_2, tem sido a nossa atual indicação, com base nos resultados com baixas complicações e de redução dos índices de apneia obstrutiva do sono.

CIRURGIAS ESQUELÉTICAS FACIAIS

A AOS é uma doença crônica grave que interfere de forma significativa na qualidade de vida dos pacientes e requer tratamento multidisciplinar. O tratamento pode variar de orientações de mudanças de comportamento e prescrição de medicamentos até procedimentos cirúrgicos.[23,24]

> **LEMBRAR**
>
> Entretanto, antes de instituir o tratamento, é preciso considerar, além da gravidade da doença, a anatomia, os fatores de risco associados e a preferência e a adaptação do paciente ao tratamento.[23,24]

VOCÊ SABIA

A ideia do uso das cirurgias esqueléticas faciais para pacientes com AOS grave surgiu com Robert Riley e Nelson Powell, dois otorrinolaringologistas e cirurgiões maxilofaciais da Universidade de Stanford, que juntamente com Christian Guilleminault da Clínica de Distúrbios do Sono de Stanford desenvolveram o que ficou conhecido como o Protocolo de Tratamento Cirúrgico da AOS de Stanford.

Esse protocolo apresenta duas fases, as cirurgias da fase 1 envolvem procedimentos para desobstrução da via aérea superior. As cirurgias de fase 2, por sua vez, envolvem as cirurgias esqueléticas para o avanço maxilo-mandibular (AMM) entre 8 a 12 milímetros (mm) (Figura 15.1). De acordo com este protocolo, as cirurgias de fase 2 devem ser realizadas se os procedimentos de fase 1 não levarem à uma diminuição do índice de distúrbio respiratório (IDR) pela metade ou para < 5.[23]

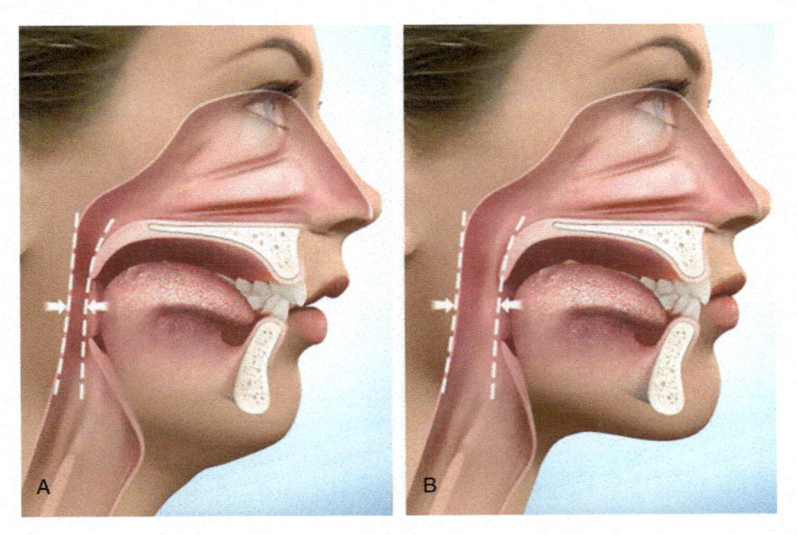

Figura 15.1. A. Perfil Facial de paciente com retrognatismo bimaxilar com via aérea estreita. B. Perfil facial normal com a via aérea com dimensões adequadas. Dolphin Imaging 11.8 Premium°.

Fonte: Dolphin Imaging & Management Solutions, Chatsworth, Calif.

Em contrapartida, a literatura relata altas taxa de sucesso no tratamento AOS no emprego do AMM (88,4%),[25] principalmente nos casos severos. Tanto que, recentemente para pacientes com AOS moderada que buscam um tratamento definitivo e/ou nos quais os tratamentos conservadores são ineficientes, o AMM já pode ser indicado como a primeira opção de tratamento,[23] lembrando que sucesso no tratamento não significa cura.

Indicação

As cirurgias esqueléticas faciais são utilizadas no tratamento cirúrgico da AOS basicamente em duas situações: para pacientes com índice de distúrbio respiratório (IDR) > 30/h, ou seja, pacientes portadores de AOS grave, que não se adaptaram ao CPAP ou não responderam ao tratamento com AIO, independentemente do tipo facial e da oclusão dental, assim mesmo o paciente normofacial e com oclusão em classe I, pode ter indicação da cirurgia esquelética para o avanço maxilomandibular (AMM). Apesar dessa possibilidade, a preferência por esse tipo de tratamento é para pacientes com alterações esqueléticas, podendo nesses casos, ser indicada independentemente da gravidade da AOS.

Entre pacientes portadores de alguma deformidade dentofacial, estão os pacientes com retrognatismos da mandíbula ou da maxila.[23,24] Isso porque pacientes retrognatas tendem a ter uma diminuição significativa do espaço aéreo posterior na região retropalatal na maxila ou retrolingual na mandíbula,[23] assim procedimentos de um único segmento aonde no retrognatismo mandibular faríamos osteotomia sagital do ramo mandibular (OSRM) e no retrognatismo maxilar faríamos o avanço maxilar através da osteotomia do tipo Le Fort I, levariam a uma melhora estética e respiratória.

O diagnóstico das deformidades dentofaciais é baseado no exame clínico, exames de imagem (radiografia cefalométrica lateral, panorâmica e tomografia computadorizada) e modelos das arcadas dentárias.[24,26]

> ## ATENÇÃO
>
> Uma análise facial detalhada do paciente portador da AOS é imprescindível, pois não é incomum o perfil facial retrognata estar presente.

Nesse contexto, nos portadores de retrognatismo, pode estar presente o padrão facial I, II ou III. O padrão facial I pode apresentar biretrusão maxilar, o padrão facial II, apresenta aumento da convexidade facial causada pelo retrognatismo mandibular, sendo esta a situação mais comum (Figura 15.2). O padrão facial III, por sua vez, é caracterizado por uma face côncava, causada por deficiência maxilar (Figura 15.3), todas essas situações podem apresentar uma melhora significativa no quadro da doença por meio da correção cirúrgica da deformidade facial.[26]

Entretanto, apesar de muitos pacientes portadores de AOS apresentarem, de fato, retrognatismo, esta não é uma condição indispensável para o seu desenvolvimento. Assim, nem todos os pacientes que buscam pelo tratamento cirúrgico da AOS por meio do AMM, apresentarão retrognatismo.

> ## ATENÇÃO
>
> É muito importante, deixar claro que a cirurgia quase sempre produzirá alterações estéticas. Este é um ponto a ser bem esclarecido, de forma que o paciente esteja ciente das possíveis modificações que a cirurgia trará em sua face.

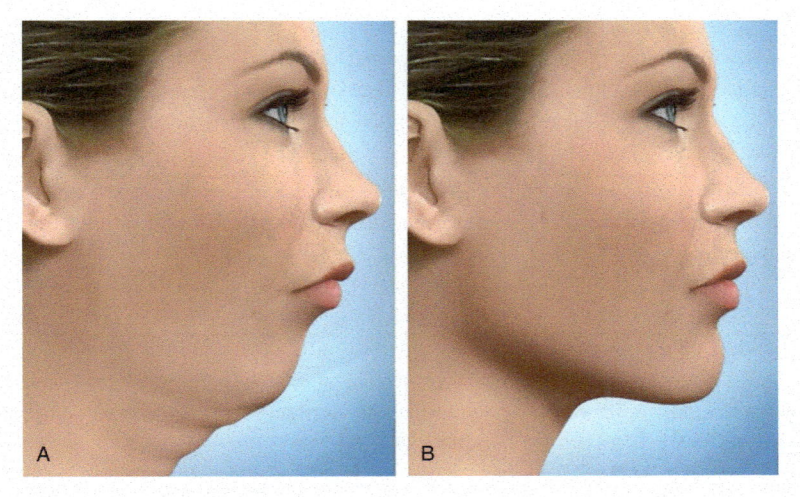

Figura 15.2. **A. Perfil Facial Normal. B. Retrognatismo mandibular. Dolphin Imaging 11.8 Premium**[*].

Fonte: Dolphin Imaging & Management Solutions, Chatsworth, Calif.

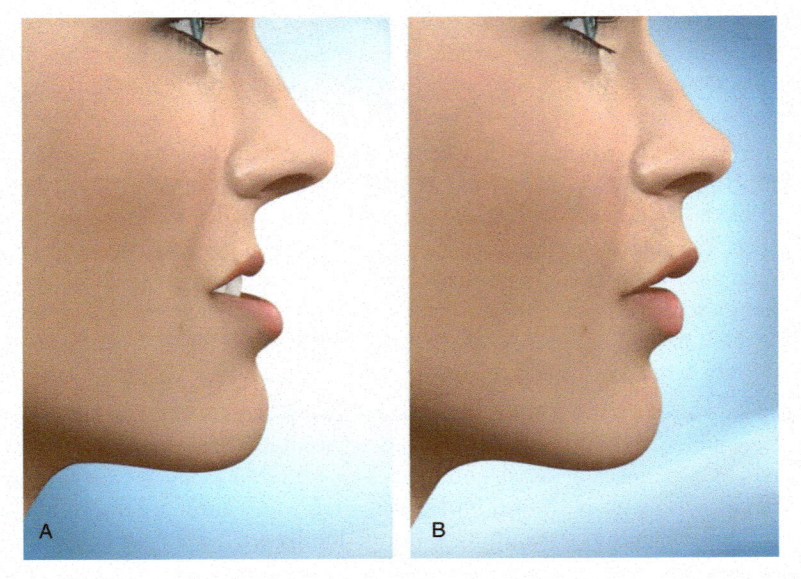

Figura 15.3. **A. Perfil facial normal. B. Retrognatismo maxilar. Dolphin Imaging 11.8 Premium**[*].

Fonte: Dolphin Imaging & Management Solutions, Chatsworth, Calif.

De uma forma geral, existe uma grande diferença entre os pacientes que buscam o tratamento cirúrgico da AOS em relação ao paciente que procura a cirurgia ortognatica (cirurgia estética e funcional). Além disso, os pacientes com AOS apresentam maior pre-valência de comorbidades graves. Portanto, na necessidade de uma cirurgia ortognatica para AOS, ou seja, visando corrigir a estética facial e a função mastigatória através de ortodontia, normalmente fazemos o preparo ortodôntico prévio a cirurgia; já nos casos de AOS devido muitas vezes a urgência do caso optamos pelo benefício antecipado, ou seja, cirurgia primeiro e o alinhamento ortodôntico posteriormente, podendo ser esta a melhor opção.[23]

O AMM é o procedimento cirúrgico mais previsível e efetivo para o tratamento da AOS, essa é realizada por meio da osteotomia Le Fort I e da OSRM bilaterais associadas ou não à mentoplastia.

ATENÇÃO

É importante salientar que, a cirurgia de AMM não é um procedimento simples e não se resume a simplesmente avançar o complexo maxilomandibular, pois a posição do mento e do plano oclusal precisa ser considerada e corrigida, evitando uma desarmonia facial severa nos pacientes normofaciais.

Assim uma estratégia atual para minimizar esses efeitos inestéticos, compreende na impacção anterior por telescopagem da maxila o que aumenta o contato ósseo e consequentemente aumenta a estabilidade do procedimento; além disso, permite uma rotação anti-horária do plano oclusal e maior rotação da mandíbula o que é extremamente benéfico aos pacientes portadores da AOS. Isso porque, este movimento ao mesmo tempo que favorece o aumento das vias aéreas, promove menor alteração estética na região maxilar, pois exige menor avanço da maxila.

Em contrapartida, o giro anti-horário da mandíbula, projeta o mento, o que traz alterações estéticas significativas na região mandibular que precisam ser levadas em consideração e discutidas com o paciente.[23,26] Outros procedimentos como a disjunção ortocirúrgica prévia ou por cirurgia da maxila em 3 segmentos podem levar a uma melhora do espaço palatal transverso ajudando também na projeção da língua com consequente melhora do espaço retrolingual. Ainda temos as mentoplastias que podem ser associadas a todos os procedimentos ajudando também no estiramento do musculo genioglosso, porém não sendo sua indicação única um método de tratamento de apneias.

Um ponto importante a ser considerado no AMM para o tratamento da AOS é a estabilidade esquelética, isso porque, para que os resultados desejados sejam alcançados, grandes avanços são necessários, o que gera maior tendência de recidivas. Isso ocorre, em parte, devido ao estiramento muscular excessivo que a movimentação acentuada da base óssea exige. Entretanto, essa limitação pode tender a ser superada com uma fixação rígida adequada.[23,27]

LEMBRAR

As cirurgias esqueléticas faciais, quando bem indicadas e realizadas de forma adequada, são procedimentos seguros e previsíveis no tratamento da AOS, lembrando que esses procedimentos melhoram o IDR na grande maioria dos casos, mas nem sempre eliminam a necessidade do uso do CPAP.

PONTOS-CHAVE

- Considera-se o tratamento cirúrgico nasal como recurso adjuvante à terapia da AOS, na maior parte dos casos.
- O sucesso do tratamento cirúrgico depende da adequada seleção de pacientes, e quando indicada dessa forma, é capaz de melhorar a sonolência excessiva diurna, qualidade de vida do paciente e aumentar a adesão ao tratamento com os aparelhos de pressão positiva.

REFERÊNCIAS

1. Mickelson SA. Nasal Surgery for Obstructive Sleep Apnea Syndrome. Otolaryngol Clin North Am [Internet]. 2016 Dec 1 [cited 2019 Oct 13];49(6):1373-81. Available from: https://www.sciencedirect.com/science/article/pii/S0030666516301049?via%3Dihub.

2. Fried J, Yuen E, Li A, Zhang K, Nguyen SA, Gudis DA, et al. Rhinologic disease and its impact on sleep: a systematic review. Int Forum Allergy Rhinol [Internet]. 2020 [cited 2021 Jun 6]; Available from: https://onlinelibrary.wiley.com/doi/full/10.1002/alr.22740.

3. Shintaro C, Park CS. Establishing a Patent Nasal Passage in Obstructive Sleep Apnea. Sleep Med Clin [Internet]. 2019;14(1):41–50. Available from: https://doi.org/10.1016/j.jsmc.2018.10.005.

4. Sharma S, Wormald JCR, Fishman JM, Andrews P, Kotecha BT. Rhinological interventions for obstructive sleep apnoea - A systematic review and descriptive meta-analysis [Internet]. Vol. 133, Journal of Laryngology and Otology. Cambridge University Press; 2019 [cited 2021 Jun 6]. p. 168-76. Available from: https://www.cambridge.org/core/journals/journal-of-laryngology-and-otology/article/rhinological-interventions-for-obstructive-sleep-apnoea-a-systematic-review-and-descriptive-metaanalysis/3F1F0783AA65A1691FC333D7744D3390.

5. Camacho M, Riaz M, Capasso R, Ruoff CM, Guilleminault C, Kushida CA, et al. The Effect of Nasal Surgery on Continuous Positive Airway Pressure Device Use and Therapeutic Treatment Pressures: A Systematic Review and Meta-Analysis. Sleep. 2015;38(2):279-86.

6. Vidigal TA, Haddad FL, Cabral RF, Oliveira MC, Cavalcante RR, Bittencourt LR, et al. New clinical staging for pharyngeal surgery in obstructive sleep apnea patients. Braz J Otorhinolaryngol. 2014;80:490-6.

7. Cahali MB. Lateral pharyngoplasty: a new treatment for obstructive sleep apnea hypopnea syndrome. Laryngoscope. 2003;113:1961-8.

8. Pang KP, Tucker Woodson B. Expansion sphincter pharyngoplasty: a new technique for the treatment of obstructive sleep apnea. Otolaryngol Head Neck Surg. 2007;137:110-4.

9. Pang KP, Pang EB, Win MT, Pang KA, Woodson BT. Expansion sphincter pharyngoplasty for the treatment of OSA: a systemic review and meta-analysis. Eur Arch Otorhinolaryngol. 2016;273:2329-33.

10. Sorrenti G, Piccin O. Functional expansion pharyngoplasty in the treatment of obstructive sleep apnea. Laryngoscope. 2013;123:2905-8.

11. Pang KP, Plaza G, Baptista J PM, O'Connor Reina C, Chan YH, Pang KA, Pang EB, Wang CMZ, Rotenberg B. Palate surgery for obstructive sleep apnea: a 17-year meta-analysis. Eur Arch Otorhinolaryngol. 2018; 275(7):1697-707.

12. Vicini C, Hendawy E, Campanini A, Eesa M, Bahgat A, AlGhamdi S, et al. Barbed reposition pharyngoplasty (BRP) for OSAHS: a feasibility, safety, efficacy and teachability pilot study. "We are on the giant's shoulders". Eur Arch Otorhinolaryngol 2015; 272:3065-70.

13. Sennes LU. Palatopharyngeus muscle: the key in the pharyngoplasty surgeries for obstructive sleep apnea. Braz J Otorhinolaryngol. 2019;85:397-8.

14. Farrar J, Ryan J, Oliver E, Gillespie B. Radiofrequency ablation for the treatment of obstructive sleep apnea: a meta-analysis. Laryngoscope 2008; 118:1878-83.

15. Bäck LJ, Hytönen ML, Roine RP, Malmivaara AO. Radiofrequency ablation treatment of soft palate for patients with snoring: a systematic review of effectiveness and adverse effects. Laryngoscope. 2009; 119(6):1241-50.

16. Baba RY, Mohan A, Metta VV, Mador MJ. Temperature controlled radiofrequency ablation at different sites for treatment of obstructive sleep apnea syndrome: a systematic review and meta-analysis. Sleep Breath. 2015 ;19(3):891-910.

17. Brietske SE, Mair EA. Injection snoreplasty: investigation of alternative sclerotherapy agents. Otolaryngol Head Neck Surg. 2004; 130(1): 47-57.

18. Iseri M, Balcioglu O. Radiofrequency versus injection snoreplasty in simple snoring. Otolaryngol Head Neck Surg. 2005 ;133:224-8.

19. Choi JH, kim SN, Cho JH. Efficacy of the pilar implant in the treatment of snoring and mild to moderate obstructive sleep apnea: a meta analysis. Laryngoscope, 123 issue 1 2013; 269-76.

20. Choi JH, Cho JH, Chung YS, Kim SW. Effect of the pillar implant on snoring and mild obstructive sleep apnea: A multicenter study in Korea. Laryngoscope, 125 issue 5, 2015, 1239-43.

21. Fujita S, Woodson BLT, Clark J. Laser midline glossectomy as a treatment for obstructive sleep apnea. Laryngoscope. 1991;101(August):805-9.

22. Cammaroto G, Montevecchi F, Agostino GD. Tongue reduction for OSAHS: TORSs vs coblations, technologies vs techniques apples vs oranges. Eur Arch Oto-Rhino-Laryngology. 2016,27(2):637-645.   Cillo Jr E, Datillo DJ. Orthognatic surgery for obstructive sleep apneia. Semin Orthod, 2019;25:218-229.

23. Epstein LJ, Kristo D, Strollo PJ, et al. Clinical guidelines for the evaluation management and long-term care of obstructive sleep apneia in adults. JCSM, 2009;5:263-76.

24. Prinsell JR. Primary and secondary telegnathic maxillomandibular advancement, with or without adjunctive procedures for obstructive sleep apnea in adults: a literature review and treatment recommendations. J Oral Maxillofac Surg, 2012;7:1659-77.

25. Silva HCL, Moreno R, Fomin DS, Miranda MVF, Miranda SLM. Avaliação facial no paciente com síndrome da apnéia obstrutiva do sono. Arch Health Invest, 2017;6:332-7.

26. Zaghi S, Holty JE, Certal V, Abdullatif J, Guilleminault C, Powell NB, et al. Maxillomandibular Advancement for Treatment of Obstructive Sleep Apnea: A Meta-analysis. JAMA Otolaryngol Head Neck Surg. 2016;142:58-66.

16

Novas abordagens terapêuticas

Sergio Salomão Carui

QUESTIONAMENTOS NORTEADORES

- Existem pesquisas sobre novas formas de abordagem da apneia obstrutiva do sono (AOS)?

- O que são dispositivos de neuroestimulação?

- Como os dispositivos de neuroestimulação são utilizados no contexto da AOS?

INTRODUÇÃO

A patência da via aérea superior (VAS) é garantida por diversos mecanismos, sendo um desses o tônus neuromuscular, que é o resultado da ação de músculos dilatadores da faringe em resposta à pressão negativa intratorácica gerada pela contração do diafragma e força gravitacional. Se houver uma incoordenação ou hipotonia dos músculos dilatadores, a pressão negativa gerada pela contração diafragmática poderá superar a força dos abdutores, levando ao colapso da VAS e se manifestando com eventos de apneia ou hipopneia, o que caracteriza a síndrome da apneia obstrutiva do sono (SAOS).[1,2]

Os principais músculos dilatadores da faringe são genioglosso, hioglosso e estiloglosso, inervados pelo nervo hipoglosso, os quais apresentam uma resposta normal aos estímulos durante a vigília. Durante o sono, os mecanismos compensadores neuromusculares estão diminuídos, principalmente durante o sono REM, em que há atonia muscular e redução do volume pulmonar.[3]

Baseado nessa fisiopatologia, foi desenvolvido um estudo pioneiro em 1997 por Eisele et al. com 15 pacientes, sendo 5 portadores de SAOS, onde foi feito uma estimulação do nervo hipoglosso visando avaliar a resposta motora e a patência da VAS. No estudo, concluiu-se que a estimulação direta do nervo hipoglosso melhorava o fluxo de ar em pacientes com SAOS.[3]

Após esse estudo inicial, foi dado início à criação de diversos dispositivos visando a neuroestimulação do nervo hipoglosso para o tratamento da apneia obstrutiva do sono (AOS), que serão apresentados neste capítulo.

HISTÓRICO DO DESENVOLVIMENTO DE DISPOSITIVOS DE NEUROESTIMULAÇÃO

O primeiro estudo com dispositivos para neuroestimulação foi a eletroestimulação submentoniana transcutânea, onde eram colocados eletrodos na pele, portanto, um método não invasivo. Foi visto que estimulavam as fibras musculares de maneira não seletiva e, desse modo, o efeito terapêutico não era alcançado. Como era um método que estimulava a pele sensorialmente, provocando despertares noturnos, entrou em desuso.[1,4]

Desenvolveu-se, então, a *fine wire stimulation*, um método invasivo, onde eletrodos são colocados intramuscularmente e é feita uma estimulação direta, mas pouco seletiva, das fibras musculares do genioglosso, hioglosso e/ou estiloglosso. A resposta obtida era muito variável e imprevisível, existindo um risco importante de efeitos paradoxais, portanto também foi uma terapia abandonada.[1,4]

Por fim, foi criada a neuroestimulação do nervo hipoglosso, do inglês *Hypoglossal Nerve Stimulator* (HGNS) através de implantes, onde estimulam o músculo genioglosso e outros músculos dilatadores de maneira seletiva.[4,5]

VOCÊ SABIA?

Em 2014, o uso de implante para estimulação do nervo facial foi aprovado pela *Food and Drug Administration* (FDA) embasado no estudo *STAR* publicado no *The New England Journal of Medicine*, disponível em: https://doi.org/10.1056/NEJMoa1308659. Esse estudo contemplou 126 pacientes com SAOS moderada a grave e que não toleraram tratamento com CPAP. Um ano após a inserção do HGNS, o número médio de eventos respiratórios obstrutivos reduziu em 50%, havendo melhora na saturação de oxigênio noturna e na qualidade de vida dos pacientes, além de poucos efeitos colaterais.[4,5]

Também conhecido como "marca-passo para a língua", esse tratamento relativamente novo é realizado pela implantação do dispositivo, o qual possui um sensor de respiração no tórax.[4]

MÉTODO HGNS

É conectado à um eletrodo de estimulação, que fica em contato com o nervo hipoglosso e que, ao ser estimulado, mantem a língua rígida e a passagem de ar livre. Ainda que seja necessária a implantação cirúrgica, o implante não exige alteração da anatomia ou da via aérea do paciente, como nos outros métodos cirúrgicos.[4]

INDICAÇÃO

O HGNS pode ser utilizado no tratamento da AOS, ao estimular o nervo frênico que controla a contração do diafragma, quando este detecta a ausência do esforço para respirar, sendo inserido por uma veia central de maneira similar a um marca-passo cardíaco.[4,5]

Contudo, ainda há resistência ao seu uso por dois principais motivos: alto custo e falta de dados confiáveis sobre a sua eficácia em paciente com obesidade grave. Dessa forma, existem vários recursos para a seleção e personalização do paciente no pré-operatório do HGNS, entre outros:

- Avaliar a gravidade da AOS.
- IMC < 32 kg/m^2.
- Padrão de colapso da via aérea.[4]

IMPLANTES PARA NEUROESTIMULAÇÃO DO NERVO HIPOGLOSSO

Os primeiros aparelhos a surgirem consistem em sistemas de eletrodo único, não seletivos que estimulam continuamente todo o nervo hipoglosso ou seus ramos distais. Uma estimulação contínua dos músculos leva rapidamente à sua fadiga, e por esse motivo, torna-se ineficaz. Para ultrapassar este problema, associaram sensores de respiração, que ativam o eletrodo posicionado no nervo hipoglosso quando se verificam apneias ou hipopneias, à semelhança de um cardiodesfibrilador implantável cardíaco.[6]

Desse modo, passou-se a interromper a estimulação durante alguns períodos para permitir a recuperação dos músculos.[6]

ATENÇÃO

Os sistemas de eletrodo único têm a desvantagem de ser mais invasivo, uma vez que acarretam a necessidade de também implantar cirurgicamente os sensores respiratórios.[6]

MÉTODO

O procedimento cirúrgico para a implantação é feito sob anestesia geral e através de três incisões cirúrgicas, sendo uma no pescoço e duas no tórax. É escolhido o lado direito para diminuir as oscilações que a pressão cardíaca exerce no lado esquerdo. Nessa cirurgia a anatomia é preservada e pode ser reversível; inicialmente é necessário preparar os sítios de incisão (Figura 16.1), logo após posiciona-se o eletrodo e verifica se houve resposta da língua à estimulação. Com isso, é inserido o gerador de pulso implantável (GPI), feito dois túneis para conectar o GPI ao sensor e ao eletrodo, e por fim, testa-se o eletrodo e o sensor.[6]

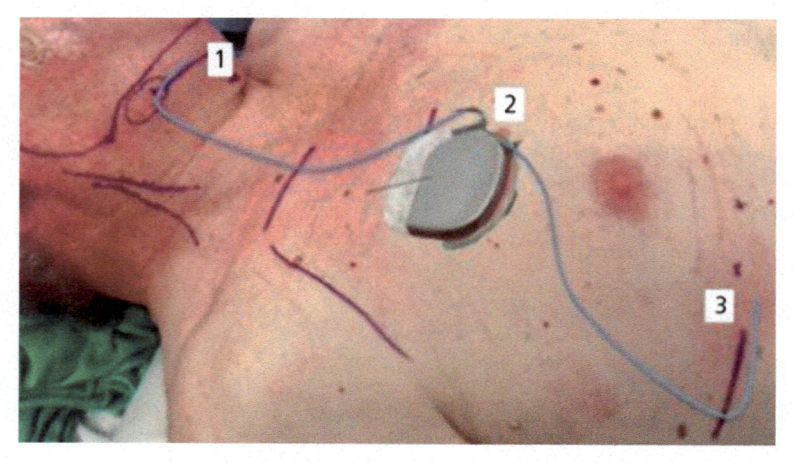

Figura 16.1. Eletrodo do nervo hipoglosso (1); gerador de pulso implantável (2); sensor respiratório (3).

Fonte: Liu SY, Riley RW. Continuing the Original Stanford Sleep Surgery Protocol From Upper Airway Reconstruction to Upper Airway Stimulation: Our First Successful Case. j.joms.2017.02.008. Disponível em: https://doi.org/10.1016/j.joms.2017.02.008.

Uma nova técnica, com duas incisões foi desenvolvida, na qual o sensor respiratório é acoplado no segundo espaço intercostal, usando a mesma incisão do GPI.

INSPIRE II UPPER AIRWAY STIMULATION DEVICE – INSPIRE MEDICAL SYSTEMS

O Inspire II (Figura 16.2) é composto por eletrodo, sensor respiratório e gerador de pulso implantável (GPI). Os parâmetros de estimulação e sensibilidade respiratória são ajustáveis de acordo com cada paciente por meio de telemetria pelo médico e paciente; também possui controle para ativar e desativar o implante através de um dispositivo. Ele é implantado na porção terminal do nervo, direcionada ao genioglosso.[1]

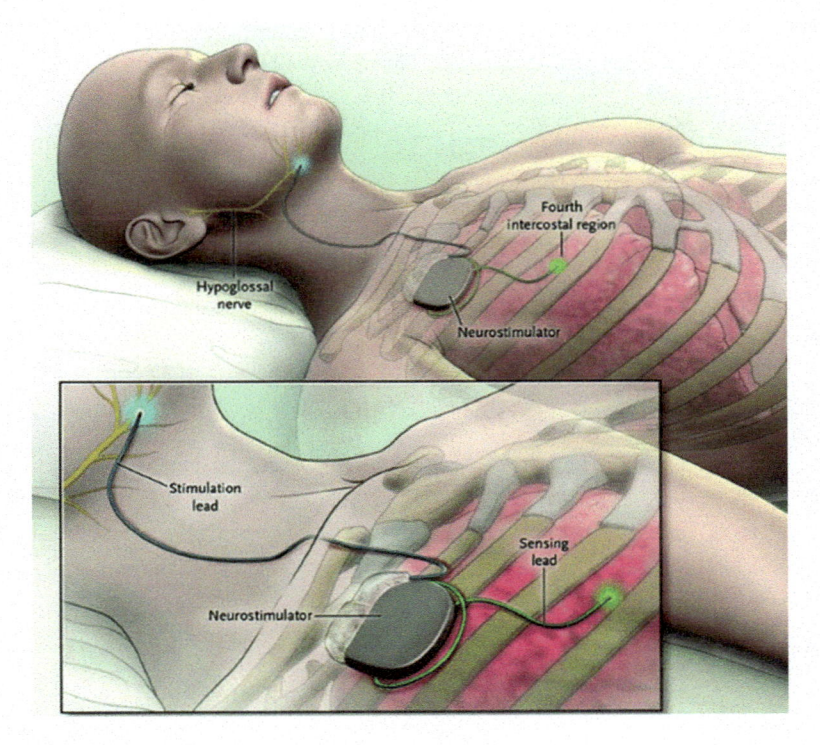

Figura 16.2. Dispositivo Upper Airway Stimulation Inspire II.

Fonte: Strollo PJ Jr., et al. Upper-Airway Stimulation for Obstructive Sleep Apnea. N Engl J Med 2014; 370:139-49. DOI: 10.1056/NEJMoa1308659. Disponível em: <https://doi.org/10.1056/NEJMoa1308659>.

HGNS System – Apnex Medical Inc.

Esse dispositivo é semelhante ao Inspire II, difere pelo fato de que é composto por vários sensores respiratórios dispostos na caixa torácica. Nesse dispositivo, os sinais elétricos gerados pela inspiração são enviados para o neuroestimulador ou GPI, que estimula o nervo hipoglosso unilateralmente através de um eletrodo.[5]

Aura6000™ system – ImThera Medical Inc.

É um sistema de estimulação contínua altamente seletivo, composto por um multieletrodo em que é colocado um *cuff* de eletrodos na porção proximal do nervo, que ativa alternadamente diferentes músculos. Desse modo, enquanto determinadas unidades motoras recuperam, outras são recrutadas, evitando que ocorra fadiga muscular e aproximando-se mais da fisiologia normal.[7]

O objetivo é contrair a língua como um todo, pensando no conjunto muscular como uma hidrostática, onde a constrição reduz o volume lingual e aumenta o espaço aéreo.[7]

THE GENIO SYSTEM – NYXOAH SA

Esse dispositivo (Figura 16.3) não requer nenhum fio, o eletrodo é conectado diretamente ao gerador de pulso e só é necessário realizar uma incisão para sua implantação. Além disso, seu estímulo é feito bilateralmente e controlado externamente por uma bateria acoplável na região submentoniana.[2,8]

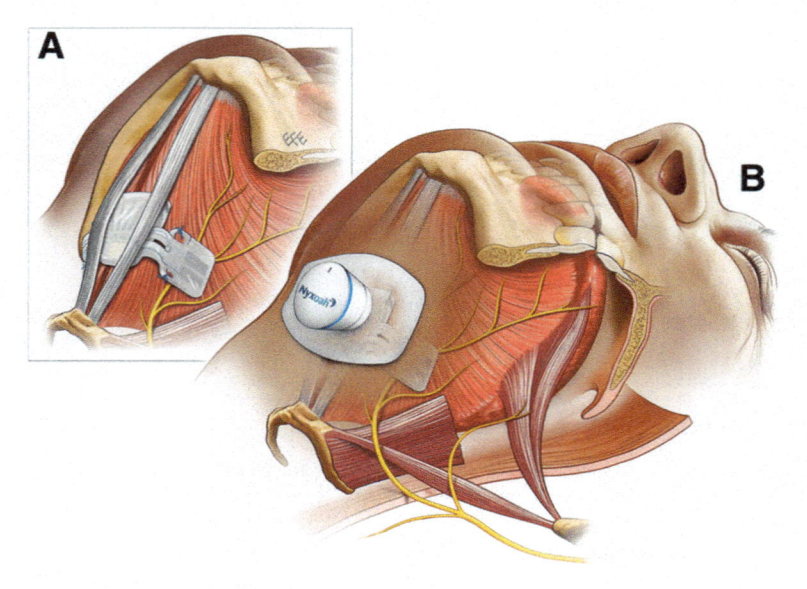

Figura 16.3. Dispositivo Genio System – Nyxoah AS.

Fonte: Eastwood PR, et al. Bilateral hypoglossal nerve stimulation for treatment of adult obstructive sleep apnoea. European Respiratory Journal Jan 2020, 55 (1) 1901320; DOI: 10.1183/13993003.01320-2019.

MÉTODO

A cirurgia é realizada através de uma pequena incisão abaixo do osso hioide e dissecção do platisma, milo-hioide e gênio-hioide até atingir o músculo genioglosso. É realizada a identificação do nervo hipoglosso e acoplado o eletrodo, o qual será ativado de 4 a 6 semanas após.[2]

A principal diferença dos outros implantes é que o Genio System usa eletrodo em pás e estimula apenas o músculo genioglosso, devido ao posicionamento dos eletrodos. Também é o menor implante disponível, não tendo bateria, sendo esta acoplada transdermicamente.[2]

Novidades — Neuroestimulação Transcutânea (TESLA)

Um novo tratamento proposto para o tratamento da SAOS é a estimulação transcutânea, a qual é menos invasiva pois eletrodos são posicionados na região submentoniana para estimular diretamento o músuculo genioglosso.[8]

LEMBRAR

Na TESLA não é necessário abordagem cirúrgica, sendo feito ambulatorialmente, além disso, a intensidade de estimulação pode ser calibrada para reduzir os despertares durante o sono.[8]

Algumas evidências contraditórias foram publicadas no passado, mas as novas evidências são promissoras no termo de eficácia e tolerabilidade.[8]

Pontos-chave

- Considerando a prevalência da AOS na população, além do desconforto do uso do CPAP e baixa adesão à terapia por parte dos pacientes, o HGNS emerge como uma opção cirúrgica menos invasiva e promissora na área.
- Ainda que a uvulopalatofaringoplastia tenha sido a base do tratamento cirúrgico para o principal distúrbio respiratório do sono, os resultados da HGNS têm mudado o paradigma cirúrgico ao modular a colapsibilidade da via aérea pela estimulação do nervo hipoglosso.
- Mesmo com estudos que demonstram a segurança e desempenho do HGNS, aliados a uma melhor adesão dos pacientes que falharam com a terapia CPAP, melhora da qualidade de vida e desempenho ativo do paciente no tratamento, a FDA não o considera um tratamento de primeira linha, exigindo que os médicos façam o teste com a terapia CPAP pelo período mínimo de três meses antes de o prescreverem.
- A estimulação do nervo hipoglosso se mostra como uma das terapias mais promissoras na medicina do sono, sendo alternativa para tratamentos que possuem baixa adesão, mas ainda é inacessível pelo seu alto custo e carece de estudos em grupos específicos como os obesos graves.
- São necessários mais estudos para acompanhar a adesão, eficácia e acurácia a longo prazo, definir quais padrões anatomofisiológicos são os mais responsivos à esta terapêutica e também testar o HNGS adjuvante a outros tratamentos.

Referências

1. Certal VF, Zaghi S, Riaz M, Vieira AS, Pinheiro CT, Kushida C, et al. (2015), Hypoglossal nerve stimulation in the treatment of obstructive sleep apnea: A systematic review and meta-analysis. The Laryngoscope, 125: 1254-64. https://doi.org/10.1002/lary.25032.

2. Eastwood PR, et al. (2020), Bilateral hypoglossal nerve stimulation for treatment of adult obstructive sleep apnoea. European Respiratory Journal 55.1. Disponível em: https://doi.org/10.1183/13993003.01320-2019.

3. Eisele DW, et al. (1997). Direct hypoglossal nerve stimulation in obstructive sleep apnea. Archives of Otolaryngology–Head & Neck Surgery 123.1: 57-61. Disponível em: https://doi.org/10.1001/archotol.1997.01900010067009.

4. Strollo PJ Jr, et al. (2014). Upper-airway stimulation for obstructive sleep apnea. New England Journal of Medicine 370.2: 139-149. Disponível em: https://doi.org/10.1056/NEJMoa1308659.

5. Eastwood PR, et al. (2011). Treating obstructive sleep apnea with hypoglossal nerve stimulation. Sleep 34.11: 1479-86. https://doi.org/10.5665/sleep.1380

6. Maurer JT, et al. (2012). Operative technique of upper airway stimulation: an implantable treatment of obstructive sleep apnea. Operative Techniques in Otolaryngology-Head and Neck Surgery 23.3: 227-33. Disponível em: https://doi.org/10.1016/j.otot.2012.07.002.

7. Kent DT, et al. (2020). Hypoglossal nerve stimulator implantation via a 2-incision technique. Operative Techniques in Otolaryngology-Head and Neck Surgery 31.3: e35-e42. Disponível em: https://doi.org/10.1016/j.otot.2020.06.002

8. Baptista PM, Costantino A, Moffa A, Rinaldi V, Casale M. Hypoglossal Nerve Stimulation in the Treatment of Obstructive Sleep Apnea: Patient Selection and New Perspectives. Nat Sci Sleep. 2020 Feb 13;12:151-159. doi: 10.2147/NSS.S221542. PMID: 32104122; PMCID: PMC7026121.

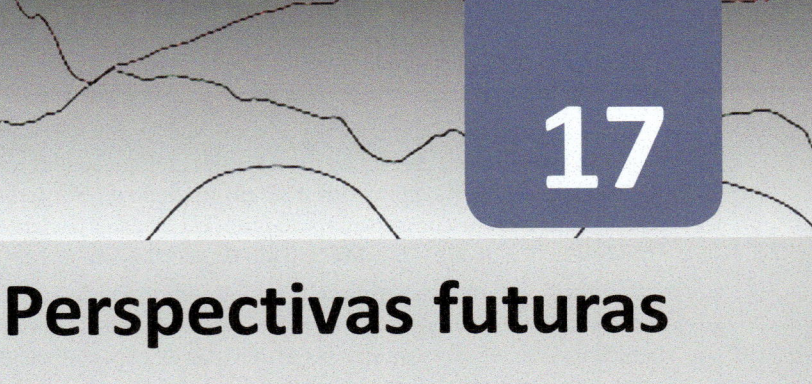

Perspectivas futuras

Leonardo Ierardi Goulart

Pedro Augusto Magliarelli Filho

Eliana Regina Lottenberg Vago

Leticia Maria Santoro Franco Azevedo Soster

Marcia Jacomelli

Evelyn Lucien Brasil

Carolina Vicaria D'Aurea Kasabkojian

Stella Marcia Azevedo Tavares

Ana Paula Ferraz Rosa

INTRODUÇÃO

Estima-se que cerca de 30% da população possa apresentar sintomas relacionados aos distúrbios respiratórios do sono. A apneia obstrutiva do sono (AOS) é o principal distúrbio no qual o fechamento recorrente da via aérea superior leva à fragmentação do sono e hipóxia intermitente. O envelhecimento das populações e o aumento da obesidade são dois fatores esperados que contribuem, cada vez mais, com a elevação do número de indivíduos com AOS nas próximas décadas.[1]

Por muito tempo a explicação da fisiopatologia da AOS limitava-se ao caráter anatômico estático de estreitamento da via aérea. Recentemente, tem-se disseminado evidências de fatores funcionais fundamentais na fisiopatologia da AOS como musculatura dilatadora da faringe ineficiente, redução do limiar de despertabilidade e instabilidade do centro respiratório mostraram-se como fatores adicionais envolvidos na fisiopatologia do sono. Estes fatores quando combinados entre si podem determinar fenótipos diversos de pacientes apneicos.[2]

Acreditamos, portanto, que as perspectivas futuras da AOS estão relacionadas ao aumento de sua prevalência e impacto clínico além da disseminação do conhecimento relacionado aos mecanismos fisiopatológicos e também ao emprego da tecnologia na abordagem diagnóstica e tratamento.

FISIOPATOLOGIA E DIAGNÓSTICO

A combinação dos mecanismos fisiopatológicos entre si determina grande variabilidade de apresentações da doença. Esta diversidade requer cada vez mais a atenção individualizada para melhor compreensão do fenótipo de cada paciente, levando a um planejamento terapêutico personalizado e direcionado de acordo com as características preponderantes.

Essa nova abordagem implicará na pesquisa e desenvolvimento de novas tecnologias de menor custo e maior precisão, novos estadiamentos da doença e o tratamento multifatorial da apneia.[3] Essas novas mudanças associadas às expectativas de aumento da prevalência de indivíduos apneicos tendem a tornar o diagnóstico e tratamento da AOS cada vez mais desafiador na medida em que aumenta o número de candidatos a um diagnóstico de AOS.

> ## LEMBRAR
>
> A polissonografia é, hoje, o principal recurso complementar utilizado para diagnóstico e estadiamento da AOS, porém trata-se de exame de custo elevado e dependente de logística complexa relacionada a material humano e quantidade excessiva de sensores.[4] Alternativas à polissonografia têm sido propostas para diagnóstico e monitoramento da AOS. Como exemplo, dispositivos portáteis baseados em tonometria arterial periférica utilizam algoritmos específicos que poderiam auxiliar no diagnóstico e monitorização terapêutica de pacientes com AOS.

Existe ainda grande potencial de que tecnologias que possam ser integradas aos *smartphones* e *smartwatches* tenham um papel cada vez mais preponderante em monitorar os indivíduos em tratamento. Muitos destes recursos estão em desenvolvimento e carecem de aprimoramento e validação.[5]

O índice de apneias e hipopneias (IAH) é o principal marcador utilizado no estadiamento de gravidade da AOS e mensurado por meio da polissonografia. Muito tem se discutido no meio acadêmico acerca deste indicador, uma vez que há baixa correlação entre a sintomatologia dos pacientes e a gravidade mensurada pelo IAH.[4] Acrescenta-se ainda que o IAH não pode ser utilizado até o momento como preditor de risco cardiovascular e metabólico.[4] Dessa forma, espera-se, que ao longo dos anos, novos limiares de IAH sejam propostos e validados e outras métricas sejam desenvolvidas para estadiamento e prognóstico da AOS.

Sabe-se hoje que a hipóxia intermitente, dentre outros fenômenos relacionados a AOS, conduz ao estresse oxidativo, inflamação, hiperatividade do sistema autonômico simpático e disfunção endotelial, levando à comorbidades cardiovasculares e metabólicas.[6] A prevalência de AOS em pacientes hipertensos, com arritmias refratárias, acidente vascular cerebral, doença coronariana e insuficiência cardíaca chega a ser superior a 50%.

Os parâmetros de índice de dessaturação da oxi-hemoglobina (IDO), tempo de sono com saturação de oxiemoglobina (SO_2) abaixo de 90% e frequência de despertares têm sido discutidos e propostos na literatura como fortes candidatos para predizer prognóstico e risco cardiovascular dos indivíduos com AOS.[4]

Acumulam-se também evidências da associação entre síndrome metabólica e AOS, sendo que alguns textos já incluem AOS como critérios para o diagnóstico da síndrome. Indivíduos com AOS apresentam maior resistência ao hormônio da saciedade, leptina, maior tendência à obesidade visceral, resistência à insulina e desbalanço no metabolismo de carboidratos e gordura.[7] Dessa maneira, a investigação de apneia tem se tornado presente nos principais *guidelines* de recomendações de cuidados do paciente com síndrome metabólica.

APLICATIVOS DIGITAIS E TELEMEDICINA

O uso de aplicativos em *smartphones* e *tablets* é um fenômeno mundial e, seguindo essa tendência, o mercado de aplicativos de saúde tem ganhado destaque.[8] Esses aplicativos estão disponíveis nas lojas virtuais e a maioria se utiliza de toda a tecnologia embutida nos *smartphones* para cumprir suas funções. Alguns vão além e oferecem recursos adicionais, como pulseiras e sensores externos para aumentar a quantidade de informações coletadas.[9]

LEMBRAR

Não existe um aplicativo ideal, mas sim uma infinidade de recursos aos consumidores, desde diários eletrônicos de sono, despertadores para acordá-los na fase mais apropriada do sono, auxiliares no tratamento da insônia, monitores de ronco e até mesmo alguns rastreadores para apneia obstrutiva do sono.[10]

É inegável a praticidade com que o próprio *smartphone* possa monitorar e auxiliar seu usuário no controle de um distúrbio do sono, ou, por exemplo, acompanhar os efeitos de uma terapia, disponibilizando estas informações de forma amigável, a baixo custo e em tempo real. Acredita-se que em breve novos algoritmos serão implementados utilizando essa via (de aplicativos) tanto para diagnostico de qualidade quanto para suporte terapêutico.

A telemedicina é uma ferramenta que vem ganhando espaço na assistência à saúde mundialmente. Aliada ao desenvolvimento de novas tecnologias, a telemedicina permite aproximar os profissionais de sono de seus pacientes, levando a assistência ao paciente com apneia do sono a um novo patamar.[5,11]

A Academia Americana de Sono, em 2015, criou uma guia de recomendações para os serviços se adaptarem ao teleatendimento.[12] Essa prática disseminou-se amplamente, ainda que de modo provisório, devido ao isolamento social recomendado durante a Pandemia de COVID-19 nos anos de 2020 e 2021. Novas legislações dos conselhos de classe e associações médicas estão em andamento para incorporar esta ferramenta de forma mais abrangente na prática médica.

NOVAS TECNOLOGIAS

Os estudos de fisiopatologia abriram campo para pesquisa de biomarcadores, fármacos, expressão gênica relacionado ao diagnóstico e tratamento da apneia.[13] Observa-se uma infinidade de estudos no campo da biologia molecular direcionado para o estudo dos proteomas, estudando moléculas que poderiam participar da gênese da apneia obstrutiva do sono e no futuro poderiam contribuir com o desenvolvimento de fármacos direcionados à terapia.[14]

Estudos recentes de quimioestimulação do nervo hipoglosso em modelos animais mostraram resultados promissores no campo da quimogenética. A principal ferramenta desta tecnologia é o desenvolvimento de receptores celulares in vitro que poderiam ser ativados exclusivamente por drogas desenvolvidas em laboratório (*designer receptors activated by designer drugs* – DREADDS).[15] Pesquisadores conseguiram implantar um receptor desenhado por engenharia molecular no núcleo do nervo hipoglosso de camundongos, permitindo controlar a atividade da musculatura dilatadora da faringe dos animais e reduzindo os eventos de apneia nos modelos experimentais.[16] Pesquisas translacionais são necessárias para adaptar estas tecnologias desenvolvidas na bancada do laboratório à prática clínica.

LEMBRAR

A visão antiga de que um único recurso terapêutico poderia ser aplicado ao tratamento da AOS já não é mais verdade. A terapia multifatorial já tem mais sentido, haja visto os diferentes mecanismos fisiopatológicos envolvidos nessa patologia.

SONOENDOSCOPIA

A sonoendoscopia tem se mostrado como recurso diagnóstico promissor e ganhado espaço na prática clínica. Este exame permite estudar o colapso faríngeo durante o sono com a finalidade de compreender a dinâmica da obstrução da via aérea superior e assim propor abordagens terapêuticas mais adequadas.

Estudos de revisão sistemática mostraram que o método é adequado em modificar o planejamento cirúrgico quando comparado à avaliação sob vigília isoladamente (manobra de Muller) em 50,24% dos pacientes e em reduzir as cirurgias de múltiplos níveis da faringe. Estudos ainda são necessários para padronização e sistematização do exame de sonoendoscopia, porém é inegável a contribuição do exame no planejamento terapêutico personalizado do indivíduo com AOS.[17,18]

SEGURANÇA NO TRABALHO E TRÂNSITO

A sonolência excessiva diurna é o principal sintoma diurno encontrado em pacientes com AOS. Até o momento, os questionários validados para identificação deste sintoma nem sempre se mostram adequados. O desenvolvimento de novos questionários permitiria rastrear possíveis pacientes apneicos com risco ocupacional e classificar o grau de prejuízo neurocognitivo e de qualidade de vida no indivíduo com AOS.[4]

ATENÇÃO

Existe uma correlação importante entre a hipersonia da AOS e o risco de acidentes com veículos automotivos, aéreos e maquinário industrial. A investigação de hipersonolência relacionada a AOS tende, cada vez mais, a ser englobada por protocolos de segurança do trabalho e de leis de trânsito e tráfego aéreo.

Além do uso de questionários para rastreamento de sonolência, seria possível a aplicação de testes objetivos como o de múltiplas latências do sono e o de manutenção da vigília em profissionais como motoristas, pilotos de aviação e operadores de máquinas industriais.

TRATAMENTO

A terapia com pressão positiva em via aérea (PAP) sempre foi considerada o padrão-ouro para o controle da AOS de grau moderado e severo. Terapias alternativas ou adicionais poderão ser consideradas a fim de se estabelecer um planejamento terapêutico personalizado e baseado na sintomatologia, fatores anatômicos, comorbidades e fenótipos fisiopatológicos identificados em cada paciente.

Nos casos em que a colapsabilidade da via aérea é o fator principal, o CPAP ainda será o tratamento de escolha, mas muitos pesquisadores questionam o real benefício da terapia com PAP, já que a adesão a este tratamento tende a ser baixa no longo prazo. A associação de tratamentos adjuvantes, como farmacoterapia e cirurgia poderia melhorar a adesão ao tratamento dos pacientes com PAP em casos selecionados.[19]

LEMBRAR

O papel do fisioterapeuta respiratório (ou outro profissional do sono) com os usuários de PAP é fundamental para garantir a adaptação adequada a esta terapia. Atualmente a possibilidade de acompanhamento remoto por meio da telemedicina tornou a atuação deste profissional ainda mais significativa.[11]

Considerando também que a maioria dos novos aparelhos de pressão positiva são capazes de sincronizar os dados de uso diário diretamente com o fisioterapeuta, este profissional consegue, de forma minunciosa e gradativa, avaliar e orientar o paciente em relação ao uso do equipamento. Pode ainda identificar dificuldades do usuário no processo de adaptação e assim indicar melhores interfaces, estratégias terapêuticas e tecnologias de conforto antes mesmo de o paciente decidir procurar o consultório.

As terapias alternativas ao uso do CPAP, conforme mencionado, tendem a ter papel adjuvante ou com finalidade de atuar em pontos específicos dos achados encontrados em cada indivíduo. O uso dos aparelhos intraorais continua tendo importante papel no controle da apneia de grau leve e eventualmente moderada.

No entanto, segundo *guideline* publicado em 2015, recomenda-se que médicos do sono considerem prescrever AIO, em vez de nenhum tratamento para pacientes, com intolerância ou falência ao tratamento com CPAP, devendo ser realizado por dentistas capacitados na área de sono, fazendo uso de aparelhos ajustáveis.[20]

O tratamento cirúrgico pode ser indicado quando alteração anatômica é identificada. A cirurgia bariátrica pode ser particularmente eficaz nos pacientes apneicos e com obesidade mórbida. A neuroestimulação do nervo hipoglosso mostrou-se promissora em ensaios clínicos randomizados, mas carece de estudos com desfechos de longo prazo.[4]

PONTOS-CHAVE

- O envelhecimento da população e o aumento na prevalência de obesidade são grandes fatores que tendem a elevar o número de pacientes com apneia obstrutiva do sono.
- O desenvolvimento e aperfeiçoamento de novas tecnologias para diagnóstico e tratamento são imprescindíveis e conduzirão o cuidado aos pacientes com apneia do sono para um novo patamar.

REFERÊNCIAS

1. Peker Y, Strollo PJ. New steps forward for obstructive sleep apnoea in the era of precision medicine [Internet]. Vol. 52, European Respiratory Journal. European Respiratory Society; 2018 [cited 2021 Jun 24]. Available from: https://pubmed.ncbi.nlm.nih.gov/30220649/.

2. Eckert DJ. Phenotypic approaches to obstructive sleep apnoea – New pathways for targeted therapy. Vol. 37, Sleep Medicine Reviews. W.B. Saunders Ltd; 2018. p. 45-59.

3. Eckert DJ. Phenotypic approaches to obstructive sleep apnoea – New pathways for targeted therapy. Sleep Med Rev [Internet]. 2018 Feb 1 [cited 2018 Nov 25];37:45-59. Available from: https://www.sciencedirect.com/science/article/pii/S108707921630154X?via%3Dihub.

4. Randerath W, Bassetti CL, Bonsignore MR, Farre R, Ferini-Strambi L, Grote L, et al. Challenges and perspectives in obstructive sleep apnoea. Vol. 52, European Respiratory Journal. European Respiratory Society; 2018.

5. Penzel T, Schöbel C, Fietze I. New technology to assess sleep apnea: wearables, smartphones, and accessories. F1000Research [Internet]. 2018 [cited 2021 Jul 17];7. Available from: /pmc/articles/PMC5883394/.

6. Jun JC, Polotsky VY. Stressful sleep. Eur Respir J. 2016;47(2):366-8.

7. Pho H, Hernandez AB, Arias RS, Leitner EB, Van Kooten S, Kirkness JP, et al. The effect of leptin replacement on sleep-disordered breathing in the leptin-deficient ob/ob mouse. J Appl Physiol. 2016 Jan 1;120(1):78-86.

8. Higgins JP. Smartphone Applications for Patients' Health and Fitness. Am J Med [Internet]. 2014;129(1):11–9. Available from: http://dx.doi.org/10.1016/j.amjmed.2015.05.038.

9. Camacho M, Robertson M, Abdullatif J, Certal V, Kram YA. Smartphone apps for snoring. 2019;(September 2015):974-9.

10. Stippig A, Hübers U, Emerich M. Apps in sleep medicine. 2015;411-7.

11. Singh J, Keer N. Overview of Telemedicine and Sleep Disorders. Sleep Med Clin [Internet]. 2020 Sep 1 [cited 2021 Jul 8];15(3):341. Available from: /pmc/articles/PMC7332273/.

12. Singh J, Badr MS, Diebert W, Epstein L, Hwang D, Karres V, et al. American Academy of Sleep Medicine (AASM) Position Paper for the Use of Telemedicine for the Diagnosis and Treatment of Sleep Disorders: An American Academy of Sleep Medicine Position Paper. J Clin Sleep Med [Internet]. 2015 [cited 2021 Jul 18];11(10):1187. Available from: /pmc/articles/PMC4582060/.

13. Conte L, Greco M, Toraldo DM, Arigliani M, Maffia M, De Benedetto M. A review of the "omics" for management of patients with obstructive sleep apnoea [Internet]. Vol. 40, Acta

Otorhinolaryngologica Italica. Pacini Editore S.p.A.; 2020 [cited 2021 Jun 20]. p. 164-72. Available from: https://pubmed.ncbi.nlm.nih.gov/32773777/.

14. Gaisl T, Haile SR, Thiel S, Osswald M, Kohler M. Efficacy of pharmacotherapy for OSA in adults: A systematic review and network meta-analysis. Sleep Medicine Reviews. 2019.

15. Curado TF, Pho H, Freire C, Amorim MR, Bonaventura J, Kim LJ, et al. Designer Receptors Exclusively Activated by Designer Drugs Approach to Treatment of Sleep-disordered Breathing. Am J Respir Crit Care Med. 2021 Jan 1;203(1):102-10.

16. Curado TF, Fishbein K, Pho H, Brennick M, Dergacheva O, Sennes LU, et al. Chemogenetic stimulation of the hypoglossal neurons improves upper airway patency. Sci Rep [Internet]. 2017;7:4-10. Available from: http://dx.doi.org/10.1038/srep44392.

17. Chong KB, De Vito A, Vicini C. Drug-Induced Sleep Endoscopy in Treatment Options Selection. Sleep Med Clin [Internet]. 2019;14(1):33–40. Available from: https://doi.org/10.1016/j.jsmc.2018.11.001.

18. De Vito A, Carrasco Llatas M, Ravesloot MJ, Kotecha B, De Vries N, Hamans E, et al. European position paper on drug-induced sleep endoscopy: 2017 Update. Clin Otolaryngol. 2018 Dec 1;43(6):1541-52.

19. Bakker JP, Weaver TE, Parthasarathy S, Aloia MS. Adherence to CPAP: What Should We Be Aiming For, and How Can We Get There? [Internet]. Vol. 155, Chest. Elsevier Inc; 2019 [cited 2021 Jun 25]. p. 1272-87. Available from: https://pubmed.ncbi.nlm.nih.gov/30684472/.

20. Clinical Practice Guideline for the Treatment of Obstructive Sleep Apnea and Snoring with Oral Appliance Therapy: An Update for 2015 Kannan Ramar 1, Leslie C Dort 2, Sheri G Katz 3, Christopher J Lettieri 4, Christopher G Harrod 5, Sherene M Thomas 5, Ronald D Chervin 6 J Clin Sleep Med . 2015 Jul 15;11(7):773-827. PMID: 26094920.